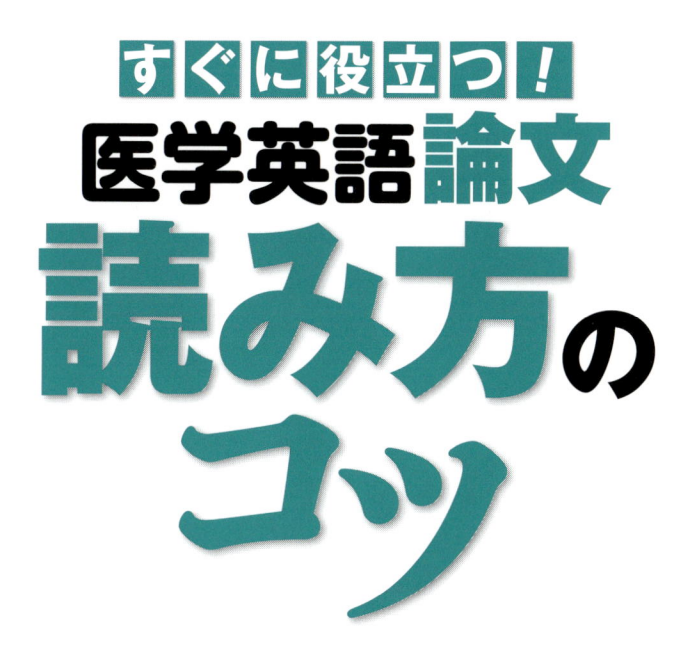

Smart Guide to Read Medical Papers

すぐに役立つ！
医学英語論文
読み方のコツ

編集 大井静雄
東京慈恵会医科大学脳神経外科教授
ドイツ・ハノーバー国際神経科学研究所（INI）脳神経外科教授

MEDICAL VIEW

Smart Guide to Read Medical Papers
(ISBN 978-4-7583-0427-6 C3047)

Editor : Shizuo Oi

2010.11.20 1st ed

©MEDICAL VIEW, 2010
Printed and Bound in Japan

Medical View Co., Ltd.
2-30 Ichigaya-hommuracho, Shinjuku-ku, Tokyo 162-0845, Japan
E-mail ed@medicalview.co.jp

刊行にあたって

　20世紀から21世紀，特に最近の四半世紀には，日本が先進諸国のリーダーとなって世界を先駆した領域は，多岐にわたります．しかしながら，先人たちが築いてきた日本の世界一の業績も，最近になって次々と諸国に抜き去られ，もはや"Japan as No. 1"の時代は過去のものとなりつつあります．

　その原因は，それぞれの領域で異なったものがあるでしょうが，現代の日本には国民の一人ひとりが意識し改善していかねばならない社会の風潮があります．それは，今の日本には"本物"が少なくなってきたことです．本当に政治を知り尽くした"政治家"や世界の経済に精通した"事業家"，さらには医学の一領域において世界から認識された実績のある"医学者"など，"本物"といえるリーダーたちが，最近はどの領域にも少なくなってきたと感じられます．

　そのリーダーたる資格には重要な課題があります．今日の日本においては，"本物"でない，いわば"似非（えせ）"の権威者が続々と登場してきます．マスコミの影響や電子媒体の普及もあって，あまりにも自由な自己宣伝や自己主張がまかり通る，この現象は，決して当人の自己認識や世界情勢の認識欠如の問題に留まりません．趣味や娯楽の世界なら"洒落"ですまされますが，一国の政治を任せるべき人物，世界に君臨する企業を背負う人たち，さらには人類の健康を担う医学界のリーダーたちは，すくなくとも"本物"であってほしいのです．

リーダーたる資格には，もう一つの重要な課題があります．"国際オンチ"といわれる日本人の貧弱な英語力です．発達脳の言語能力獲得適齢期の観点から考えると，従来の中学校から始まる日本の英語教育の根本的問題点が明確に見えてきます．日本の医学英語教育は，このハンディを背負ってきわめて難しい医学教育の課題でもあるのです．しかし，日本の医学界が世界に君臨するためには，これを乗り越えねばなりません．リーダーたちは当然のこと，広く医療人，医学研究者の医学英語能力の向上が急務でありましょう．

　日本の医学界にもグローバリズムの意識改革は進んではいます．大学の壁を取り払い，"本物"の優れた人材が大学交流のなかで育成され始めたことは喜ばしいことです．一部には，世界を代表する日本の研究者のもとに，第3国のみならず広く先進諸国からも専門医や研究フェローが留学してくるようになってきました．

　世界の医学界に共通する普遍的な見方をすれば，学問の業績に裏打ちされた"本物"のみが勝ち得るリーダーたる資格が評価され，"学術の業績"がより重視されてくれば，その学会は間違いなく世界をリードしていく実力をもつことになります．その日のために，若き研究者や医療者は，辛いときにこそ，論文を友に"本物"を目指してほしいものです（大井静雄・著：医師のための英語論文執筆のすすめ．メジカルビュー社，2001，p. 60）．

その先には，グローバルセンスと医学英語力が絶対に必要です．リーダーとなることだけがゴールであれば，そこが本人のみならずその集団にとっても最後の姿となってしまいます．リーダーとなったら抄読会では先頭に立って最新の医学英語論文を読み，多忙な臨床や教育に追われようとも研究成果をまとめ，世界のトップジャーナルに自らの論文でもって新たな学術の進歩に足跡を残すことを常に心がけねばなりません．学問には王道も政治もありません．

　そして若き研究者や医療者には，臨床に携わるなら疾患・病態・診断・治療において最先端の知識をもって患者さんを診よ！　また医学研究に携わるなら，その研究に関わる知識は常に最先端のものに磨きをかけておけ！　と自らが身をもって示さねばなりません．

　本書は，その"本物"のリーダーたちがこのような思いをもって書き上げた，これまでには例のない"医学英語論文の読み方"に関する初めてともいえる本格的な教本です．本書が，今日の日本の医学研究や医療を普遍的に国際レベルに発展させることに貢献することがあれば，執筆陣一同の大きな歓びです．

2010年10月

編著者を代表して
大井 静雄

目次 Contents

医学英語論文を賢く読むための心得10ヵ条 〈大井静雄〉 1

第1章 どのような論文を読むべきか 〈一杉正仁〉 2

1. 読むべき論文を探そう ── 2
   - 論文検索の目的 …… 2
   - インターネットでの論文検索 …… 2
     - MEDLINE® 3
     - Web of Science® 3
     - The Cochrane Library 4
   - 雑誌の選択 …… 4

2. 論文の種類は何か ── 5
   - Original Article（原著論文）…… 6
   - Case Report（症例報告）…… 6
   - Review Article（総説）…… 6
   - Letter to the Editors（編集者への手紙）…… 7

3. 論文から研究方法を読み取る ── 7

第2章 Titleの読み方 〈大井静雄〉 10

1. 医学英語論文の種類とTitleの表現 ── 10

2. Titleから読み取る論文の良し悪し ── 10
   - 原著論文のTitle …… 10
   - 症例報告のTitle …… 11
   - 総説のTitle …… 11

3. Titleの賢い読み方トレーニング ── 12
   - 新たな疾患分類法の提唱と臨床上の諸問題に挑む研究論文のTitle …… 12
   - 新たな学術的見解を述べる場合にTitleに新用語として掲げる方法 …… 12
   - 長年続いている論議に対する一つの方向付けを意図した論文Title …… 13
   - 新たな手術機器と手術手技の開発をアピールする論文Title …… 14
   - 開発や発明のダイレクトな表現法を用いた論文Title …… 14
   - 基礎医学新知見を示す論文Title …… 15
   - 症例報告 …… 16

4. Running TitleとKeywordの捉え方 ── 16

第3章　Abstractの読み方（安藤千春，大井静雄）　20

1. Abstractとは？ ——— 20
   - 英語のAbstract …… 21
   - Structured Abstract …… 21
   - なぜ抄録が必要なのか？ …… 22
2. Abstractのサンプル ——— 23
3. Informative AbstractとIndicative Abstract ——— 26
4. AbstractとSummary ——— 29
   - 症例報告のSummary …… 29
   - 総説のSummary …… 30

第4章　Introductionの読み方（大井静雄）　32

1. Introductionはその論文のレベルを示す ——— 32
   - 原著論文 …… 32
   - 症例報告 …… 32
   - 総説 …… 33
2. トレーニング ——— 33
   - 基礎医学新知見を示す論文のIntroduction …… 33
   - 新学説や仮説，新たな臨床概念を提唱する論文のIntroduction(1) …… 35
   - 新学説や仮説，新たな臨床概念を提唱する論文のIntroduction(2) …… 37
   - 病態解明や診断学の進歩を示す論文のIntroduction …… 38
   - 治療学の新知見や新たな手術手技を表した論文のIntroduction …… 40
   - 開発や発明の論文のIntroduction …… 42
   - 世界で報告例のない所見を呈した症例の報告のIntroduction …… 44

第5章 Materials and MethodsとResultsの読み方　46

総論（一杉正仁）

1. Materials and Methodsを読む上での注意点 —— 46
2. Materials and Methodsから何を読み取るか —— 47
   - Materials（対象）…… 47
     - 人が対象の研究　47
     - 人以外が対象の研究　48
   - Methods（方法）…… 48
     - 研究手技と環境　48
     - 介入について　49
     - 統計解析　49
3. Resultsを読む上での注意点 —— 49
4. Resultsから何を読み取るか —— 50
   - Resultsの構成 …… 50
   - データの表示 …… 51
   - 統計解析結果について …… 51
5. Materials and MethodsおよびResultsの読み方 —— 52

各論

1. 細胞生物学的論文（伊達　勲）
   1. 概説 —— 56
   2. 実例文での解説 —— 57
      - Materials and Methods（対象および方法）…… 57
      - Results（結果）…… 58
      - Materials and Methodsの実例 …… 59
      - Resultsの実例 …… 63
   3. 本論文のMaterials and MethodsおよびResultsから学ぶこと —— 67

2. 臨床化学的論文（一杉正仁）
   1. Materials and Methods（対象および方法） —— 68
      - まず構成を確認する …… 68
      - 最初の小見出し："研究材料" …… 68
      - 2番目の小見出し："血液粘度とヘマトクリットの測定" …… 70
      - 3番目の小見出し："線溶パラメータの測定" …… 73
      - 4番目の小見出し："統計解析" …… 75

2. Results（結果） —— 76
- まず構成をみる …… 76
- 次に図表をみる …… 76
- 最初の小見出し："血液粘度の変化" …… 78
- 2番目の小見出し："線溶パラメータの変化" …… 79

3. 症例報告（佐地 勉）
1. Introduction（緒言） —— 82
2. 年齢，性別，主訴 —— 83
3. 経過の説明 —— 84
4. 診察所見 —— 84
5. 検査所見 —— 85
6. 診断名 —— 85
7. 治療経過 —— 86
8. その後の予後 —— 86
9. 考察，一般論とその症例の特異的な部分 —— 86
10. 結語 —— 88

4. 臨床研究論文（松裏裕行）
1. 概説 —— 90
- Study Design（研究設定）…… 90
- Patients（対象）…… 90
- Methods（方法）…… 91
- Results（結果）…… 92

2. 実際の論文から —— 93
- Methods …… 93
- Results …… 95

5. 薬剤の臨床試験論文 〈西村果倫〉
- 1. 総論 ———————————————————— 98
- 2. 開発初期の臨床試験 ————————————— 99
    - Materials and Methods …… 99
        - 被験物質の情報　99
        - 被験者の情報　99
        - 投与試験の条件　99
        - 検体の採取および分析条件　100
    - Results …… 100
- 3. 開発中～後期の臨床試験 ———————————— 101
- 4. 薬剤の臨床試験の論文の実例 ——————————— 103
    - Materials and Methodsの実例 …… 103
    - Resultsの実例 …… 112

第6章 Discussionの読み方 〈安藤千春〉　118
- 1. Discussionとは？ ——————————————— 118
- 2. Discussionのサンプル ————————————— 119
    - Discussionでの論理展開 …… 123
    - 英文でのParagraphについて …… 123

第7章 References, Acknowledgementの読み方 〈安藤千春〉　126
- 1. Referencesとは？ ——————————————— 126
- 2. Referencesのサンプル ————————————— 127
- 3. Acknowledgementとは？ ———————————— 128

Column:
"速読"による"読むべき論文"の見分け方【大井式・医学英語論文速読STEP】（大井静雄）…… 19
倫理審査委員会（一杉正仁）…… 54
インフォームド・コンセント（一杉正仁）…… 81
イギリス英語とアメリカ英語（安藤千春）…… 125

執筆者一覧 Authors

■ 編集

大井 静雄　　東京慈恵会医科大学脳神経外科教授，
　　　　　　ドイツ・ハノーバー国際神経科学研究所(INI)脳神経外科教授(兼任)

■ 執筆（掲載順）

大井 静雄　　東京慈恵会医科大学脳神経外科教授，
　　　　　　ドイツ・ハノーバー国際神経科学研究所(INI)脳神経外科教授(兼任)

一杉 正仁　　獨協医科大学法医学講座准教授

安藤 千春　　獨協医科大学国際交流センター教授

伊達 勲　　　岡山大学医学部脳神経外科教授

佐地 勉　　　東邦大学医療センター大森病院小児科主任教授

松裏 裕行　　東邦大学医療センター大森病院小児科准教授

西村 果倫　　元・株式会社ファーマフーズ開発部主任研究員

これ以上ないと思われる
その疾患の知識をもって
患者を診よ！

これ以上ないと思われる
この課題の知識をもって
研究に臨め！

それが一流医学論文を読む
原点である

医学英語論文を賢く読むための
心得 10 ヵ条

1. **速読選択** "読むべき論文"・"読むべきでない論文"は，Title，Abstract，Conclusionで判断する！
2. **速読判断** その著者の実力は，Titleの付け方，Introduction全文，Discussionの書き出しで知る！
3. **速読判断** その論文の質は，Abstractの流れ，Introductionの第1フレーズ，Discussionの最終フレーズで知る！
4. **構 築** "論文は交響曲なり！"抄録の4部（楽章）構成に流れをつかみ，著者の主張のメインテーマを見つけ出す！
5. **まとめ** 論文1ページ目のコピー1枚をまとめとし，著者の具体的主張をメモする！
6. **まとめ** 論文1ページ目のコピー1枚の裏には代表的な結果の図表を貼り付けて保存する！
7. **結論の余韻** "論文は交響曲なり！"結論（Finish）の余韻を味わえたら最高！
8. **関連論文** この研究領域の代表的な論文リストを文献に○印で作る！
9. **評価保存** 論文1ページ目のコピー1枚のタイトル横に，評価点を付けておく！
10. **将来展望** DiscussionとConclusionから，この研究領域の将来の課題をまとめておく！

編者：大井静雄

1 どのような論文を読むべきか

3つの心得
- インターネットでの検索方法をマスターしよう。
- 論文の種類とその特徴を知ろう。
- 研究方法を読み取ろう。

1 読むべき論文を探そう

論文検索の目的

　学術論文を読む目的は，まず，疑問点を解決することにあります。臨床現場では，自分が担当している患者さんの病態について確認したいことがあるとき，また，どのような治療が適しているかというエビデンスに基づいた解決を求めるときに有用です。研究面では，自分が進めている実験，調査や解析の疑問点を解決するために有用です。

　次の目的としては，新たな研究を進めるうえでの情報収集です。先行研究ではどの点が明らかにされ，未解決の事象が何かを把握する必要があります。さらに，類似研究がある場合は，どのような手法で研究が行われたかを理解しなければなりません。研究では新規性，独創性が大きなポイントとなります。したがって，正確に論文を読むことで先行研究の内容を正確に理解しなくてはなりません。

インターネットでの論文検索

　自分が興味を持つ内容や，これから着手する研究の内容について，まず過去の医学論文を探して読むことが第一です。**文献はインターネットを利用して容易に検索できます**。まず和文雑誌の検索データベースで広く知られているのは「医学中央雑誌」です（「医中誌」と略されることもあります）。これは医学中央雑誌刊行会が発行するもので，国内の医学，薬学，歯学等の文献について書誌事項と一部抄録を掲載しています。以下では欧文文献検索のデータベースを紹介しましょう。

▶**MEDLINE**®

MEDLINE®は欧文雑誌のデータベースとして最もよく知られているものです。これは，米国国立医学図書館（National Library of Medicine）が運営し，1949年以降に出版された約5400の生物医学関係の学術雑誌のなかから1600万以上の論文とその抄録が登録されています。2005年以降，毎日2000〜4000の文献がデータベースに追加されています。したがって，収載文献は年々増加し，2007年の1年間には約67万の文献が，2009年には約71万3000件の文献が追加されました。MEDLINE®に収載されている文献の多くは学術雑誌ですが，米国国立医学図書館の編集担当者が必要と判断した少数の新聞，一般雑誌，ニュースレターも含まれます。2000年から2005年にMEDLINE®で引用された文献の47％は米国で出版された文献といわれています。

日常的には，MEDLINE®が主なsourceとなった検索サービスである**PubMed**®によってインターネットを介しての論文検索が可能です。これは，米国国立医学図書館が無償で提供しているサービスで，世界中からアクセスできます。したがって，まずPubMed®を利用していくつかのキーワードから論文を検索します。もちろん英文の成書やその引用文献から当該論文を検索してもかまいません。基本的に雑誌名，ISSN番号（International Standard Serial Number 国際標準逐次刊行物番号：個々の刊行物に流通の円滑化，利用の促進をはかるために設けられた国際的識別番号），論文タイトルの略称が記されています。抄録がある論文は，それを閲覧することができます。また，一部の論文はfull text（全文）へリンク可能となっており，インターネット上でダウンロードできます。

・PubMed home 〈http:://www.ncbi.nlm.nih.gov/pubmed〉

▶**Web of Science**®

Web of Science®は，Thomson Reuter社が提供する学術文献検索・引用データベースで，数千の学術雑誌，書籍，シリーズタイトル，報告書，会議などなから収集した情報を収録した7つのデータベースから構成されています。その一つであるScience Citation Index Expanded™は，科学雑誌文献の学術的検索ツールです。150以上の科学分野における6650以上の主要な学術雑誌の論文が収載されており，これら論文を引用した文献も収載されています。収載対象となる学術雑誌は，世界中の多くの研究者に支持されていて，影響力があるとThomson Reuter社が判断したものです。有料データベースであり，医学系大学や研究機関の多くで利用できます。

・Web of Science（トムソン・ロイター社の日本語ホームページ）
〈http://science.thomsonreuters.jp/products/wos/〉

▶The Cochrane Library

　The Cochrane Library（コクラン・ライブラリー）は，ヘルスケアに関するエビデンスを集約したデータベースで，数百件の疾患や症状，外傷（交通事故など）や代替医療についてのエビデンスが検索できます。これは，診療に関するエビデンスを利用しやすいように準備することで，医療関係者を中心としたユーザーが，エビデンスに基づく医療（evidence-based medicine）を実践できるようにサポートすることを目的としています。1992年に英国で開始されたコクラン共同計画の実践のために発行されており，3ヵ月ごとに内容が更新されます。臨床医が大規模臨床試験の結果などを調べるには有用で，最新の情報が確認できます。キーワードを入力することで，臨床試験のsystematic reviewを全文閲覧できます。有料データベースであり，契約して利用できます。
・The Cochrane Library 〈http://www.thecochranelibrary.com/〉

雑誌の選択

　まず，自分が専門とする，あるいは着手する研究内容が多く掲載されている雑誌は，手にとって内容を確認する必要があります。多くの雑誌に掲載されるような幅広いテーマの場合には，前述のようにデータベースでの論文検索が有効です。
　雑誌の評価基準として，キャリア，発行部数，論文採択から発行までの期間のほか，掲載された論文が，他の研究者に読まれ，そして新たな研究論文に引用されている回数を調べた被引用回数などがあります。しかし，近年最も注目されているのは**Impact Factor（インパクトファクター）**です。
　インパクトファクターが考案された背景には，科学者の多くが閲覧を希望する雑誌を選択する必要があり，図書館における蔵書評価指標を確立するという目的がありました。例えば，雑誌の評価を出版論文数や被引用回数で評価を行うと，出版論文数の多い大規模雑誌が小規模雑誌より有利になります。また，歴史の長い雑誌の方が，創刊後間もない雑誌よりも有利になります。したがって，インパクトファクターはこれらのバイアスに影響されずに，当該雑誌がどのくらい，他の人の論文に引用されたかを標準化して調べる指標です。
　具体的には，ある雑誌に掲載された論文が，直近の過去2年間にさまざまな論文で引用された回数（被引用回数）を，その期間に当該雑誌に掲載されたすべての論文数で割った値です。例えばある雑誌の2009年のインパクトファクターを計算するときには，

$$IF = \frac{（2007年および2008年に当該雑誌で出版された論文が2009年に引用された回数）}{（2007年および2008年に当該雑誌から出版された総論文数）}$$

です。なお，分母となるのは当該雑誌の原著論文（Original article）と総説（Review

article）ですが，分子はすべてのタイプの論文についての被引用回数です。

近年の多くの研究者や雑誌の編集者はインパクトファクターに過度に執着する傾向がありますが，注意すべき点がいくつかあります。まず，インパクトファクターは，**①総説論文が多く掲載される雑誌で高くなる傾向があります**。総説論文は頻回に引用されることが多く，したがってこれを多く掲載する雑誌は被引用回数が多くなるので必然的にインパクトファクターも上昇します。次に，**②研究者が多い分野では引用する研究者の絶対数が多くなるので，同様に上昇します**。さらにインパクトファクターの計算は直前2年間のデータに限定しているので（例えば，2009年の場合，2007年と2008年の2年間のデータで計算するので），**③新たな成果への注目度が高い分野（分子細胞生物など）ではより高値になります**。このような点を考慮すれば，研究領域が異なる個人間でインパクトファクターを比較することが，手荒い方法であることがご理解いただけるでしょう。

現在，米国のTHOMSON社が **Journal Citation Report® (JCR)** として，インパクトファクターなどの雑誌引用データを公表しています。Journal Citation Report®は60ヵ国の7500以上の学術雑誌に関するデータを用いて，雑誌の評価と比較を行うことができる包括的な情報源です。Journal Citation Report®に収載されている指標としては，インパクトファクターのほかにImmediacy index, Cited half-lifeが知られています。先に述べた通り，いずれも雑誌に関する指標です。

・**Immediacy index**：「最新文献指数」といわれ，当該雑誌の論文が出版後どれほど早く引用されるかの尺度です。例えば2009年のImmediacy indexは，(2009年に発行された論文がその年に引用された回数)÷(2009年に発行された当該雑誌の総論文数) で計算されます。

・**Cited half-life**：「被引用半減期」といわれ，当該雑誌の論文が出版後どれほど長く引用され続けるかの尺度です。当該雑誌がある年に引用された回数を調べ，それを過去に遡ってその累積百分比が50%に至るまでの年数のことです。

2 論文の種類は何か

いざ論文を読むにあたっては，その種類と記述スタイルを把握しなければなりません。多くの雑誌の記述スタイルは，「**バンクーバースタイル**」に則っています。これは，国際医学雑誌編集者会議で定められた生物医学雑誌投稿に関する統一規定 (Uniform requirements for manuscripts submitted to biomedical journals, updated 2004) のことです。詳細は割愛しますが，多くの著名な雑誌はこの規定に従っています。以下で論文の種類別の特徴を述べましょう。

Original Article（原著論文）

　新しい研究成果についての報告です。仮説を証明するために行った実験的研究や，多数の臨床例を対象とした臨床研究などがあります。定量的研究や定性的研究など，研究手法は多様です。新規性のある，すなわち革新的な内容であることが条件です。通常はIntroduction（緒言），Materials and Methods（対象および方法），Results（結果），Discussion（考察）の順で記載され，冒頭にAbstract（抄録）があります。また，新しい知見を報告することに変わりはありませんが，データや新たな研究方法論などを短く報告する場合は，短報（Brief ReportsあるいはMini Reports）として分類されます。

Case Report（症例報告）

　主として実務現場における事例を報告するもので，臨床医学，病理学，社会医学系での報告があります。患者さんについての一般的な疾病経過ではなく，疾病についての新たな知見，稀有な病態，新たな治療方法といった科学的価値があるものが掲載対象となります。ただし，実地医家の診断が困難な疾患などでは，教育上有益な症例を掲載する雑誌もあります。Introductionでは，当該症例においてどのような点を強調したいか，新規性や重要性がどこにあるかが示され，原著論文でのMaterials and Methods，Resultsに相当する部分に，当該患者さんの情報が記載されています。臨床医にとっては，患者さんの治療をすすめる上で，このCase Reportが参考になりますし，初めて英文論文を読む，あるいは執筆する若手医師の登竜門ともなっています。

Review Article（総説）

　ある事象や疾病についての情報を総合して要約したものです。臨床医が患者さんの状態から診断を下す上で，あるいは疾病の治療を行う上で利用されます。Review Articleは，これまで報告されてきた情報がまとめられたものであり，科学的かつ客観的に記載されています。総説の中に，次項で紹介するメタ分析結果を扱っているものがありますが，これはエビデンスに基づいた定量評価によって複数の研究結果が科学的にまとめられているものです。ある事象や疾病の治療について総合的な情報を得たいときは，Review Articleを読むのがよいでしょう。

Letter to the Editors（編集者への手紙）

　記述方法に厳格な制約がないため，雑誌によって記載内容に幅があります。共通していることは，読者の関心が高い論題について有用な情報を提供したり，あるいは既報論文の内容について科学的に意見するものです。多くの雑誌では巻末に配置されています。臨床現場で重要な報告あるいは症例であれば，Letter to the Editorsに症例が掲載されることもあります。また，話題になっている問題に新たな知見（データ）を添えて意見を述べる際に利用されることがあり，図表が1点程度添えられていることがあります。特に，投稿から掲載までが短期間ですので，原著論文を作成するよりも，いち早くデータを公表する際に利用されています。当該雑誌に掲載された論文に対して自らのデータに基づいて補足する，逆に反対意見を述べる，新たな知見を述べるなどの目的でよく利用されます。

3 論文から研究方法を読み取る

　選択した論文で取り上げられている研究が，どのようなデザインで行われているかを把握しましょう。近年は新しい技術や治療の有効性について科学的評価が求められるようになりました。このようなevidence-based medicineを支えているのが，臨床疫学（clinical epidemiology）という学問です。臨床疫学は診断や治療過程を研究するにあたり，疫学的手法を応用することです。医療は人が対象ですので，動物やミクロレベルでの実験と同様のことを行うことはできず，また，得られた結果を直ちに人に外挿するのは妥当ではありません。したがって，科学的に妥当な方法で人を対象とした研究が行われ，そして疫学的手法を用いて研究成果が評価されています。

　さて，原著論文の研究デザインは主に次頁の**表1**のように分類されます。すなわち，個々の事例や集団を観察して現象と要因との因果関係を知る観察的研究，観察や経験から導かれた疑問点について実験（experiment）や介入（intervention）を行って解決していく実験的研究，さらにメタ分析を中心とした臨床疫学的研究に大別されます。ここでは主なものについて概説します。

① **横断研究（cross section study）**：ある時点における集団を観察して，疾病発生などの結果と要因との関係を明らかにする研究。

② **症例対照研究（case-control study）**：ある要因を持った群と持たない群（対照群）を抽出し，両群で比較を行ってリスク要因を探し出す研究。

③ **コホート研究（cohort study）**：ある研究対象集団（コホート）を一定期間継続して観察し，疾病発生などの結果と要因との関連を分析する研究。

④ **無作為化対照試験（randomized controlled trial）**：研究対象に対して無作為

に介入群と対照群とを割り当て，追跡して効果を観察して比較する研究方法。近年ではこの種の論文が増加しています。

⑤ **メタ分析（meta-analysis）**：既存の多数の研究成果を定量的に分析する方法です。個々の研究を吟味して総合的な見解を出すため，臨床領域では最も信頼できるエビデンスを提供すると考えられています。

表1　研究デザインの分類

1．観察的研究（observation study）：データを収集して観察を主体にする研究
1）症例集積研究（case series study）：臨床経験を集積する研究 2）横断研究（cross-section study）：ある時点の状況を断面的に調べる研究 3）縦断研究（longtitudinal study）：経過を追って調べる研究 　・症例対照研究（case-control study）：後向き研究（retrospective study）ともよぶ。ある要因を持つ群と対照群につき，過去に遡って要因と結果との関係を調べる。 　・コホート研究（cohort study）：ある時点から将来に（前向きに）研究を進めて，結果と要因との関係を分析する。前向きコホートのほかに，過去のある時点を設定してそこからフォローアップを開始する後向きコホート研究（retrospective cohort study）がある。
2．介入（実験的）研究（intervention study）：積極的に介入して実験的に証明する研究
1）比較対照試験（controlled trial） 　・無作為化（randomized controlled trial）：ある時点から介入群と対照群とを同時に並行して比較する。どちらの群に割り当てるかは無作為に行う。 　・自己対照（self-controlled）：いわゆる患者内比較。同一患者で介入前後の状況を比較する。 　・クロスオーバー（cross-over）：複数の介入（処置など）について，時期の影響を考慮するために，比較したい介入をクロスさせる。 　・外部対照（external control）：現在の研究対象と，外部（既存の）集団とを比較する。
3．臨床疫学的研究（clinical epidemiology）：診断や治療過程を研究するにあたり，疫学的手法を応用すること
1）メタ分析（meta-analysis）：あるテーマに関するいくつかの研究成果をデータに基づいて総合的に評価するための方法または統計解析のこと。

以上が主な研究デザインです．ある要因と疾病に関する因果関係を調べるうえでは上記①〜⑤にいくに従って，エビデンスのレベルは強くなると言えます．すなわち，最もエビデンスが強い順に記すと，

　　randomized controlled trialのメタ分析
　　＞ randomized controlled trial
　　＞ 良くデザインされた非ランダム化の比較研究
　　＞ 良くデザインされたその他の実験的研究
　　＞ 良くデザインされた観察研究
　　＞ 専門家の報告・経験

となります．

謝辞：本章の執筆においてご助言を賜りました獨協医科大学図書館 篠崎徳子氏に深謝致します．

（一杉正仁）

2 Titleの読み方

3つの心得
- 論文の種類によるTitleの表現法の違いを知ろう。
- Titleから論文の良し悪しを評価しよう。
- Running TitleやKeywordも活用しよう。

1 医学英語論文の種類とTitleの表現

医学英語論文は，その種類によってTitleの表現法が異なります。読者は，それぞれを心得て，その特徴から"読むべき論文"と"読むべきでない論文"を判断しましょう。

①**Original Article（原著論文）**：研究の完成度や著者の研究歴が反映して，Titleの表現も違ってきます。その背景から著者の主張のトーンを読み取りましょう。

②**Case Report（症例報告）**：Titleにその症例の特徴（なぜ，この1例が報告に値するのか）が，具体的であるのが"読むべき論文"の候補となります。副題にこの工夫があるものも多いようです。

③**Review Article（総説）**：Titleは項目的・包括的なものが多く，"読むべき論文"の判断には，Summaryを読まねばならないことがよくあります。

2 Titleから読み取る論文の良し悪し

Titleは論文の顔。この短いフレーズからその論文の良し悪しや著者の学術的実力を測り知りましょう。読者の立場としては，ここでまず，読んでみようか？ と興味をもつか否かの第1関門となります。

原著論文のTitle

研究の原著論文では，読者が，現時点でのその領域の未解決な問題点を認識しているという前提でTitleを掲げるのが基本原則です。すなわち，Titleに①**旧知の事実の上に立った新たな知見がほのめかされている**ものは，そのテーマが求める内容に合致したものなら"読むべき論文"のリストに入れましょう。

研究目的を重視し，**②未解決の問題点にチャレンジすることを具体的にTitleとして掲げている**のも"読むべき論文"のリストに入れましょう．特に決定的結論を得ていない場合や世界的なコンセンサスを得る一歩手前にある論文は，この種のTitleを付けることもよくあります．

③新たな問題点を提起するなら，そのままの表現で強調しているか，疑問文型も時に有効的に使われます．特に提案するくらいの結論である論文等がこの種のTitleを付けています．

問題点を乗り越えて，一つの学説を提唱するものもあります．Titleに**④学説を新用語として掲げている**ものは，魅力的なものが多くあります．特に，新たな学術的見解を述べる場合にこの手法が使われます．

研究結果をアピールし，**⑤結論として未解決であった問題点に一つの解答を示す**のも"読むべき論文"に優先的に選べるでしょう．特に新しい答えが得られた場合，このインパクトの強いTitleの付け方が用いられます．

症例報告のTitle

症例報告では，Titleに大項目としての領域を広く示すより，むしろ病名・病態名をずばりそのままに掲げることが原則です．

Titleに症例報告として**何が貴重なポイントであったかが具体的に示されている**ものは，その内容が読者の求める領域のものであれば，"読むべき論文"としてよいでしょう．特に副題にその特徴が効果的に表現されるものも多くあります．

TitleはあくまでCase Reportと記すのをむしろ歓迎すべきで，研究論文まがいの数例以下の少ない症例を扱った症例報告的論文は，"読むべきでない論文"としてよいでしょう．

総説のTitle

メインテーマをそのままに記すのが総説のTitleの付け方の原則．すなわち総説のTitleはより項目的・非具体的な傾向にあります．

メインテーマは通常，項目的なので，**①副題として特に絞った論点を掲げている**総説論文は，"読むべき論文"のリストに入れましょう．

②現時点での未解決の問題点をテーマに示し，副題にその答えを示しているものも歓迎できます．

ちなみに日本語論文のTitle表現で「…について」と書く著者がありますが，これは，わが国で学術論文が書かれはじめた明治時代の表現法で，学会誌ならこれだけで不採用です．英語論文Titleには，"About …""Regarding …"はありえません．

3 Titleの賢い読み方トレーニング

新たな疾患分類法の提唱と臨床上の諸問題に挑む研究論文のTitle

> Intrauterine high-resolution magnetic resonance imaging in fetal hydrocephalus and prenatal estimation of postnatal outcomes with "perspective classification".
> Oi S, Honda Y, Hidaka M, Sato O, Matsumoto S.
> Department of Neurosurgery, Tokai University School of Medicine, Isehara City, Kanagawa, Japan.
> J Neurosurg. 1998 Apr;88(4):685-94.

日本語ならこう読む：胎児水頭症の子宮内MRI高画質画像診断法の開発と"大局観的分類法"を用いた出生後予後の予測

解説

　読者が，現時点でのその領域の未解決な問題点を認識しているというレベルでTitleを掲げるのが原著論文の基本原則です。読者の意識を，「胎児期より発生・進行する先天性水頭症の病態や出生後の予後が不明瞭なことからその治療指針も定かでない」というレベルに置き，新たな出生前診断法と先天性水頭症の分類法を用いて，その未解決な臨床上の問題点に挑まんとする論文Title。

　研究結果をアピールし，結論として未解決であった問題点に一つの回答を示すのが，このTitleのもつ決定的なインパクトです。特に新しい答えが得られた場合に用いられるTitleの活かし方でもあります。

新たな学術的見解を述べる場合にTitleに新用語として掲げる方法

> Pathophysiology of long-standing overt ventriculomegaly in adults.
> Oi S, Shimoda M, Shibata M, Honda Y, Togo K, Shinoda M, Tsugane R, Sato O.
> Department of Neurosurgery, Tokai University, School of Medicine, Isehara, Kanagawa, Japan.
> J Neurosurg. 2000 Jun;92(6):933-40.

日本語ならこう読む：成人期に至る長期存続型巨大脳室拡大の病態生理

解説

　読者が，現時点でのその領域の未解決な問題点を認識しているというレベルで

Titleを掲げるのが基本原則！　読者の認識を,「巨大な脳室があり比較的病状のない成人の水頭症を稀ながら経験する」というレベルに置いて, その病態生理に焦点をあてた論文Titleです。

　問題点を乗り越えて一つの学説を提唱するには, 特に, 新たな学術的見解を述べる場合など, **Titleに学説を新用語として掲げる**方法がよく用いられます。著者らは, 自験例をまとめ, その臨床所見・症候の特徴・治療の特殊性から, これらを一つの臨床単位, 症候群として新用語 "Long-standing Overt Ventriculomegaly in Adults" を提唱しました。そして, その略語 "LOVA" と命名し, これを論文Titleに掲げその病態生理を新学説としてアピールしたのです。この発表以来 "LOVA" は, 常用の学術用語として用いられるに至っています。

長年続いている論議に対する一つの方向付けを意図した論文Title

> Efficacy of neuroendoscopic procedures in minimally invasive preferential management of pineal region tumors: a prospective study.
> Oi S, Shibata M, Tominaga J, Honda Y, Shinoda M, Takei F, Tsugane R, Matsuzawa K, Sato O.
> Department of Neurosurgery, Tokai University, School of Medicine, Isehara, Kanagawa, Japan.
> J Neurosurg. 2000 Aug;93(2):245-53.

日本語ならこう読む：松果体部腫瘍に対する低侵襲性を優先した治療指針と神経内視鏡手術の有効性：前方視的研究

解説

　これも読者が現時点でのその領域の未解決な問題点を認識しているというレベルでTitleを掲げています。読者の認識を「論議が長年続いている松果体部腫瘍の治療指針として, わが国を中心とした考えと欧米での主張が対立している」というレベルに置いて, 世界中の外科治療の方向性として主流を成しつつある低侵襲性治療を優先的に取り入れたことをアピールする論文Titleです。特に決定的結論を得ていない場合や世界的なコンセンサスを得るという研究目的を重視し, **具体的に掲げた未解決の問題点にチャレンジすることをTitleとしている**ものは, 是非とも,"読むべき論文リスト"に入れておきましょう！　この論文の内容には, この治療指針に関して世界の流れを変える可能性もありますが, 論文Titleには, その結論を言い切る表現は控えるのが普通で, ポジティブな結果が抄録や本文中から汲み取れるように構成されています。長年続いている論議に対する一つの方向付けを意図した論文Titleです。

新たな手術機器と手術手技の開発をアピールする論文Title

Frameless free-hand maneuvering of a small-diameter rigid-rod neuroendoscope with a working channel used during high-resolution imaging. Technical note.
Oi S, Samii A, Samii M.
Division of Pediatric Neurosurgery, Department of Neurosurgery, Jikei University School of Medicine, Tokyo, Japan.
J Neurosurg. 2005 Jan;102(1 Suppl):113-8.

> 日本語ならこう読む：手術挿作チャンネル付き最小径高画質硬性神経内視鏡の開発とそのフリーハンド手術手法

解説

　読者の認識を,「現在ある各神経内視鏡の利点と欠点及びそれらの限られた手術手技を理解している」というレベルにおいて,これらの現状からは考えられない新たな手術機器と手術手技の開発をアピールする論文Titleとなっています。"Technical note"として論文のカテゴリーが明記されているのは効果的です。**結論として未解決であった問題点に一つの回答をTitleとして示す**のは,特に新しい答えが得られた場合などでは決定的な手法でもあります。一つの内視鏡では得られない各機種の特徴を全部備えた新しい神経内視鏡という直接表現を用いずに,具体的な特徴を "small-diameter rigid-rod" "working channel" "high-resolution imaging" というキーワード的表現法で表し,"of" "with" "during" で一語化しています。そして同じく "Free-hand maneuvering" という新たな手術手技の提唱を結論的に印象付ける論文Titleでもあります。

開発や発明のダイレクトな表現法を用いた論文Title

New transparent peel-away sheath with neuroendoscopic orientation markers. Technical note.
Oi S, Abdullah SH.
Division of Pediatric Neurosurgery, Jikei University Hospital, Women's and Children's Medical Center, Tokyo, Japan.
J Neurosurg. 2007 Dec;107(6):1244-7.

> 日本語ならこう読む：神経内視鏡手術でのオリエンテーションマーカーガイドを装着した新たな透明ピールアウェイシースの開発

> **解説**

　Titleから，何が開発され，どんな利点があり，どのような臨床応用ができるのかが，ひと目で読み取れるようにダイレクトに表現されています。Titleで読者の目を惹くのは，項目的な単語をまず拾い読みしたときの目新しい機器やシステムの具体的な名称です。そして，それが実際にどのような特徴を持っているかが理解でき，さらには，現状の臨床レベルをどのように進歩させた（させ得る）のかが示されています。具体性がなく項目的なTitleでは，"読むべきでない論文"になってしまうでしょう。このTitleでは，単にピールアウェイシースを透明にしたのみならず神経内視鏡手術にそれを用いる際のdisorientationを防ぐことができるようオリエンテーションマーカーが着けられているというところまで，Title自身で強調されています。

基礎医学新知見を示す論文Title

> A hypothesis for myeloschisis: overgrowth and reopening. An experimental study.
> Oi S, Saya H, Matsumoto S.
> Department of Neurosurgery, Kobe University School of Medicine, Japan.
> J Neurosurg. 1988 Jun;68(6):947-54.

> **日本語ならこう読む**：脊髄披裂の発生病態論における新たな仮説：
>   "過形成と神経管再開裂"説－実験的実証－

> **解説**

　基礎医学的研究論文のTitleには，その領域での課題や論議に新知見を示す提示であれば極めて専門的であってもよいのですが，ここにも具体的な内容を示唆する表現が見られれば良好です。基礎医学的・科学的実証から生体の現象，疾患の病態，診断治療学の根拠等に新しい知見を示す場合，その論文のTitleは，同領域の極めて広い概念を包括したものから限られた実験結果での一所見を示すものまで，臨床研究以上に幅広い研究対象を扱うものです。その表現法は，投稿対象となる学術誌の読者層や学会誌であれば，その主体である学会の研究領域に見合ったものでなければなりません。したがって，この要因により**Titleがその専門家のみが知り得る詳細な表現となることがむしろ多いのが，基礎医学的研究論文の特徴**でしょう。しかし，ここにおいても，より具体的な研究の内容とその意味がTitleに示されるもののほうが選択しやすいのです。

症例報告

> **Spontaneous regression of syringomyelia in Hajdu-Cheney syndrome with severe platybasia. Case report.**
> FDi Rocco F, Oi S.
> Division of Pediatric Neurosurgery, Department of Neurosurgery, Jikei University School of Medicine, Tokyo, Japan.
> J Neurosurg. 2005 Aug;103(2 Suppl):194-7.

> **日本語ならこう読む**：著明な平坦頭蓋症を伴ったHajdu-Cheney症候群においての脊髄空洞症の自然消失例−症例報告−

解説

　症例報告でしばしば見られるTitleの好ましくない表記例に,「下肢変形を伴った二分脊椎の一例について」等の表現があります。「…について」の表現法は症例報告に限らず研究論文にも用いるべきではありません。このようなTitle表現法は, その著者が論文執筆においては経験が浅いことを示唆するものです。日本語論文では, "読むべきでない論文"の代表的なTitle表現といえるでしょう。**たとえ症例報告であっても, より具体的に新たな知見をTitleに示す**べきです。この点から, ここに掲げた英文症例報告のTitleには, 学ぶものがあります。すなわち, Hajdu-Cheney症候群自体が極めて稀な症候群ですが, それに脊髄空洞症を伴ってみられた例は, この例を入れて世界でも3例目という症例の報告であり, Titleには, それに留まらずその脊髄空洞症が自然消失したという点をさらに強調しています。この病態は世界でも最初の報告となることを暗示した, 極めてインパクトの強い好Titleです。

4　Running TitleとKeywordの捉え方

　Running Title（ランニングタイトル）は一句数語でその論文の主眼点を表現する論旨のエッセンスであり, 通常はタイトル頁と見開きの右頁・左頁のいずれかの欄外に数語のミニタイトルとして掲載されます。**Keyword（キーワード）は, 数語の列挙で論文の主要項目を表現する論旨の流れを示します**。Keywordは, 論文の主要項目として, 最初の頁（Abstractの前か後に掲載）に示され, 論文検索の対象となるのでカテゴリーや論旨を示す用語は必ず含まれています。

[例1] **Intrauterine high-resolution magnetic resonance imaging in fetal hydrocephalus and prenatal estimation of postnatal outcomes with "perspective classification".**
Oi S, Honda Y, Hidaka M, Sato O, Matsumoto S.
J Neurosurg. 1998 Apr;88(4):685-94.

Running Title: Magnetic resonance imaging and prognosis of fetal hydrocephalus
Keywords: fetal hydrocephalus・intrauterine diagnosis・heavily T2-weighted magnetic resonance imaging・clinicoembryological stage・postnatal outcome

[例2] **Frameless free-hand maneuvering of a small-diameter rigid-rod neuroendoscope with a working channel used during high-resolution imaging. Technical note.**
Oi S, Samii A, Samii M.
J Neurosurg. 2005 Jan;102(1 Suppl):113-8.

Running Title: Frameless free-hand rigid-rod neuroendoscope
Keywords: rigid-rod neuroendoscope・neuroendoscopic surgery・free-hand technique・high-resolution imaging

解説

　Running Titleは，2～4行に及ぶ正式のTitleを凝縮し，論文の主眼点を表現します。
　[例1] では論文の主旨が2つあり，intrauterine high resolution MRIの新たな診断法の提案と長期出生後予後予測のために考案したPCCH分類の有用性の強調の2点をRunning Titleとして数語で表現するため，この2つのカテゴリーの項目標示とならざるをえません。しかしながらKeywordでは，むしろRunning Titleに標示されたそれぞれの項目を，より具体的に表記し，5つの選択の中に1つ最大5単語のものも含めて13単語を遺憾なく利用しています。
　[例2] でも，3行に及ぶ長いTitleに2つの主旨が具体的に記載されており，Running Titleは文字数を減らした同一語義の形容詞の工夫などで短くクリアカットに表現されています。逆にKeywordsでは，フルに長い1語を用いて一つのワードとして，具体性を持たせています。

[例3] **Pathophysiology of Long-standing Overt Ventriculomegaly in Adults.**
Oi S, Shimoda M, Shibata M, Honda Y, Togo K, Shinoda M, Tsugane R, Sato O.
J Neurosurg. 2000 Jun;92(6):933-40.

Running Title: Long-standing overt ventriculomegaly in adults
Keywords: hydrocephalus・macrocephaly・emptysellaturcica・aqueductal stenosis・subdural hematoma・neuroendoscopic surgery

[例4] **Neuroendoscopic transventricular ventriculocystostomy in treatment for intracranial cysts.**
DiRocco F, Yoshino M, Oi S.
J Neurosurg. 2005 Jul;103(1 Suppl):54-60.

Running Title: Neuroendoscopic transventricular ventriculocystostomy
Keywords: intracranial cyst・handy rigid-rod neuroendoscope・free-hand maneuver・cerebrospinal fluid dynamics・computerized tomography ventiruculocisternography・cine-mode magnetic resonance imaging・pediatric neurosurgery

---

解説

　Titleには，できるだけ結論を示唆する強調ポイントまでを具体的に示したものの方が良いのですが，この際の記載は長くなりがちで，そこでのRunning Titleは逆にインパクトの強い項目的タイトルを目指すのがふつうです。逆にインパクトを強く残すクリアカットな短いTitleを必要とする時には，Keywordsでできるかぎり具体性をもって内容を示すものが必要です。

　[例3]では，Titleに著者の提唱する新用語がインパクトをもって短く記載されている。この場合，Running Titleは同様にならざるをえませんが，Keywordsにその詳細を示すことができます。この論文では9単語，6つのキーワードを採用しています。

　[例4]も，同様に著者の提案する新しい手術術式が短いTitleの中で目立って印象づけられています。Running Titleもそのままですが，Keywordsにその詳細が示され，19文字，7つのキーワードが駆使されています。

（大井静雄）

> **Column:** "速読"による"読むべき論文"の見分け方
> 【大井式・医学英語論文速読STEP】
>
> 医学英語論文の速読による"読むべき論文"の判定は,以下の順に行います.
>
> Title → AbstractまたはSummary → Conclusion
>
> その**著者の実力の評価**は,以下の手順で行います.
>
> Titleの付け方 → Introduction全文 → Discussionの書き出し
>
> また,その**研究論文の質の評価**は,以下の手順で行います.
>
> Abstractの流れ → Introductionの第1文 → Discussionの最終文
>
> (大井静雄)

3 Abstractの読み方

3つの心得
- Abstractの意義と構成を理解しよう。
- 必要な情報が明確に書いてあるかどうかを吟味しよう。
- 最初は簡潔なAbstractから読んでみよう。

1 Abstractとは？

「Abstractの賢い読み方」に触れる前に，本来"abstract"とはどうあるべきかを考察してみましょう。辞書におけるその意味を再確認すると，名詞"abstract"には，「要約・概要・摘要・精髄・粋」等の意味があります。つまり必要最低限の情報をAbstractに盛り込まねばならないのです。

論文の執筆作業において，まずAbstractから書き始めることは極めて稀です。本文が完成後にその執筆に取り掛かるはずです。しかし，Titleは本文完成前に漠然と思いついているはずです。Titleとは，論文の情報を素早く得るための項目であり，必要性や興味が沸けば，読者は抄録を読むことになります。同時にkeywordsにも着目するでしょう。**Abstract（抄録）とは，本文から必要な部分だけを書き抜いたもの，つまり論文のまとめです**。Titleで興味を惹かれた読者は，Abstractを読むことによって論文の詳しい内容をさらに把握したくなります。

言い換えると，Abstractは2次情報とも呼ばれ，検索結果で得た2次情報（Abstract）を読むことによって1次情報（本文）を読むことになります。2次情報が不充分な内容であれば，いかに1次情報である研究論文（本文）が優れたものであっても，残念ながら即刻ゴミ箱行きです。

英語のAbstract

　日本で英語教育を受けた人が論文を書くときによく注意される点として，「Abstractを日本語で作成してから英語に翻訳してはいけない」ということがあります．英文のAbstractを作成する時に，日本語で作成してからそのまま訳すと，大抵は読むに耐えない意味不明の抄録となります．日本語から英語に訳したAbstractが，英語圏の研究者からは無視される理由がここにあります．その理由は文法体系や修辞法がまったく異なるからです．

　例えば日本語においては，科学論文でさえも主語を省いたり，婉曲な表現を使うことが見受けられますが，それでも意味は充分通じるのです．しかしながら，英語ではそうはいきません．英語は，論理性や一貫性を重要視する思考方法を反映しています．つまり，直線的で一貫性があり，論理的な整合性を持つ表現を基本とするのが英語です．科学研究論文の場合は特にそうです．Abstractは本文の内容を必ず具体的に示し，Abstractだけで筆者の考え方が理解できるように書かれているべきなのです．

　残念ながら，日本では論文の書き方やAbstractの書き方を実例を挙げながら具体的に教えられる機会は極めて少ないのが現状でもあります．自分で英語のAbstractを書こうと思うなら，対処方法としては，ひたすら，細心の注意を払いながら，表現方法を盗み取るべきなのです．言葉・言語はすべて引用から成立し，それを自身で消化して，自身の表現方法で述べるべきなのですから．幼児期はすべて親の真似事から言語を習得したことと同様です．

Structured Abstract

　さて，読者側（時間的制約がある医師）から見ると，論文全体を入手することはせず，Abstractだけを読んで情報収集を完結させようとすることは本来望ましくはないのですが，現実には行われています．したがって，Abstractの良し悪しが今後の情報収集・情報発信に影響することは間違いありません．インターネットにより速報性が高まる論文の世界では，明確で情報を収集しやすい抄録が要求されています．

　Abstractは記録としての「要約的」側面が強いため，読者を充分に納得させるための効果的なAbstractを目指す必要があります．従来から用いられてきた書式には，IMRAD構造（Introduction, Materials and Methods, Results, and Discussion）があります．そうした流れの中で，Abstractの改善を目標とするStructured Abstract（構造化抄録）も存在します．概して和雑誌では要旨・抄録・要約などの定義がとても曖昧であり，投稿規定には抄録の詳細な指示は極めて少なく，おおむね字数制限が要求されているだけですが，構造化抄録は，医学雑誌を中心に増加しつつあり，臨床系英文誌の半数近くまで掲載が普及しています．

では，構造化抄録とはどのようなものでしょうか．多くの学術文献のAbstractは，目的・デザイン・方法・結果・結論などの項目別にまとめられています．このように**見出しを付けて構造化されたものを構造化抄録と呼んでいます**．この形式はevidence-based medicine（EBM）の実践過程において，論文の読者に対して，短時間で本文の要点を把握することを可能にしてくれます．提唱している機関によって項目名は異なりますが，代表的な構造化抄録の項目としては以下のものが推奨されています．

① **Objective**（論文の目的，本文で何を明確に伝えたいのか）
② **Design**（研究デザイン・研究構想・研究計画）
③ **Setting**（研究が行われた設定・状況）
④ **Patients**（対象患者の人数や選定方法）
⑤ **Intervention**（治療法）
⑥ **Main Outcome Measures**（治療効果を判定するための基準・指針）
⑦ **Main Result**（主な結果）
⑧ **Conclusion**（臨床に応用できる結論）

Abstractは1つの段落から数段落程度となる文章の集合体なので，Titleよりも当然詳しくなります．

なぜ抄録が必要なのか？

Abstractを書くのは確かに面倒です．しかしながら「なぜAbstractが必要なのか」について考えてみると，必然的に読みやすい抄録を作成することができます．Abstractが必要な理由としては主に以下の4点です．
① 読者が必要とする論文を取捨選択できる
② Abstractを読むことで，論文の内容に関する知識が整理される
③ Abstractを読んで，既知の研究を思い出せる
④ 特殊な疾病等に関する治療方法や治療効果を理解できる

上記の4項目を見ると，努力して執筆した本文をさらに凝縮して本文の価値を高めようという気持ちになるべきと思います．例えば，学術集会直前に送付される案内（抄録集）を読むことは日常茶飯事ですが，
① 学会参加者が自分の聞きたい発表を事前に選ぶことができる
② あらかじめAbstractを読めば，発表内容に関する知識や理解を深めることができる

上記2項目に関しては，異論はないと思われます。だからこそ，Abstractは必要なのです。もしも座長をする場合でもAbstractの価値はとても高いのです。
　つまり，EBMの観点から，対象疾患に関してどの程度の報告があり，臨床的な治療が有効であるのか，また特殊な疾患を治療する際にどのように治療を行えば良いのかなどを調べるために用いられるのがAbstractなのです。そのため，どの医療関係者が読んでも理解できるように，一定の形式に沿ってAbstractが書かれていなくてはなりません。最も大切なことは衒学的なAbstractでは無意味であることです。簡単明瞭な事柄を必要以上に難解な用語を多用して書かれているAbstractは実際に数多く存在するのです。以上長々と述べましたが，上記の注意点を念頭に例を検討してみましょう。すべて良い例ばかりです。

2 Abstractのサンプル

❶Conventional and chest-compression-only cardiopulmonary resuscitation by bystanders for children who have out-of-hospital cardiac arrests: a prospective, nationwide, population-based cohort study.
Kitamura T, Iwami T, Kawamura T, Nagao K, Tanaka H, Nadkarni VM, Berg RA, Hiraide A; implementation working group for All-Japan Utstein Registry of the Fire and Disaster Management Agency.
Kyoto University Health Service, Kyoto, Japan.
Lancet. 2010 Apr 17;375(9723):1347-54.

（コロンの直後は1スペース空ける）

❶「小児の院外心停止例にも目撃者によるCPRは有効」がタイトルです。コロン（:）を使用して副題をつけることでタイトルをさらに具体的に説明しています。英文では，コロンの直後は1スペース空けます。Titleに関しては遠い昔は短いものが散見されたこともありましたが，ここ最近は長いタイトル，言い換えれば叙述的な表題が多くなっています。

BACKGROUND: ❷The American Heart Association recommends cardiopulmonary resuscitation (CPR) by bystanders with chest compression only for adults who have cardiac arrests, but not for children. We assessed the effect of CPR (conventional with rescue breathing or chest compression only) by bystanders on outcomes after out-of-hospital cardiac arrests in children.

> ❷背景として，American Heart Associationは院外心停止となった成人には目撃者が胸部圧迫のみのCPRを行うことを推奨しています。この記述によって，この研究の意義がとても明確化されています。

METHODS: ❸In a nationwide, prospective, population-based, observational study, we enrolled 5170 children aged 17 years and younger who had an out-of-hospital cardiac arrest from Jan 1, 2005, to Dec 31, 2007. Data collected included age, cause, and presence and type of CPR by bystander. ❹The primary endpoint was favourable neurological outcome 1 month after an out-of-hospital cardiac arrest, defined as Glasgow-Pittsburgh cerebral performance category 1 or 2.

> 方法として，❸調査期間を限定し，❹データ収集における定義が明確にされています。

FINDINGS: ❺3675 (71%) children had arrests of non-cardiac causes and 1495 (29%) cardiac causes. 1551 (30%) received conventional CPR and 888 (17%) compression-only CPR. Data for type of CPR by bystander were not available for 12 children. Children who were given CPR by a bystander had a significantly higher rate of favourable neurological outcome than did those not given CPR (4.5% [110/2439] vs 1.9% [53/2719]; adjusted odds ratio [OR] 2.59, 95% CI 1.81–3.71). In children aged 1–17 years who had arrests of non-cardiac causes, favourable neurological outcome was more common after bystander CPR than no CPR (5.1% [51/1004] vs 1.5% [20/1293]; OR 4.17, 2.37–7.32). However, conventional CPR produced more favourable neurological outcome than did compression-only CPR (7.2% [45/624] vs 1.6% [six of 380]; OR 5.54, 2.52–16.99). In children aged 1–17 years who had arrests of cardiac causes, favourable neurological outcome was more common after bystander CPR than no CPR (9.5% [42/440] vs 4.1% [14/339]; OR 2.21, 1.08–4.54), and did not differ between conventional and compression-only CPR (9.9% [28/282] vs 8.9% [14/158]; OR 1.20, 0.55–2.66). In infants (aged <1 year), outcomes were uniformly poor (1.7% [36/2082] with favourable neurological outcome).

❺調査結果が上記に記述されています。ここでは，患者を年齢と心停止の原因に基づいて層別化していることに注目すべきです。とても論理的に記述されていることに気付くと思います。

❻**INTERPRETATION:** For children who have out-of-hospital cardiac arrests from non-cardiac causes, conventional CPR (with rescue breathing) by bystander is the preferable approach to resuscitation. For arrests of cardiac causes, either conventional or compression-only CPR is similarly effective.

❻ "Interpretation"は「説明」であるとして読むと理解しやすいでしょう。小児の院外停止例においても，目撃者によるCPRは神経学的転帰良好な生存の可能性を高めることが明らかにされています。つまり，結論的な内容です。

❼**FUNDING:** Fire and Disaster Management Agency and the Ministry of Education, Culture, Sports, Science and Technology (Japan).

❼上記のように基金による研究の場合，記載を求められることがあります。

3 Informative AbstractとIndicative Abstract

　統計結果を簡潔に記載し，必要な具体的数値を記載し，必要とあれば，倫理面への配慮も記載する必要性があります。Abstractの種類には，**Informative Abstract**（報知的抄録）と**Indicative Abstract**（指示的抄録）があるとされています。

　これは，Abstractを目的別に分類する方法ですが，最近はAbstract自体が検索対象として用いられるようになってきたために，この分類はさほど意味のある区分ではなくなってきました。ただし，症例報告のように，それぞれの報告内容がかなり定型化していて，主要な内容をAbstractの中に納めてしまえる場合には，もとの文献の代わりにAbstractを使うことも充分に可能です。ではさらに第2例目を検討してみましょう。

Statins, antihypertensive treatment, and blood pressure control in clinic and over 24 hours: evidence from PHYLLIS randomised double blind trial.
Mancia G, Parati G, Revera M, Bilo G, Giuliano A, Veglia F, Crepaldi G, Zanchetti A.
Department of Clinical Medicine and Prevention, University of Milano-Bicocca, Milan, Italy.
BMJ. 2010 Mar 25;340:c1197. doi: 10.1136/bmj.c1197.

Abstract
OBJECTIVE: To investigate the possibility that statins reduce blood pressure as well as cholesterol concentrations through clinic and 24 hour ambulatory blood pressure monitoring.

スタチンに降圧作用があるのかどうか。目的が明確に記述されています。

DESIGN: Randomised placebo controlled double blind trial.

> 研究デザインも一言で明示されています。概して情報を盛り込みすぎて何を読者に伝えたいのか判らない記述を好む執筆者も散見されますが，この記述は単純明快であり，読者にとってわかりやすいです。

SETTING: 13 hospitals in Italy

> 研究が行われた設定・状況です。余分な項目を削り落とせば，確かにこれだけで充分です。

PARTICIPANTS: 508 patients with mild hypertension and hypercholesterolaemia, aged 45 to 70 years.

> 対象者も簡潔に記述されています。以前は研究対象者を"object"と記述することが多かったのですが，最近は"(research) participants"が好まれます。

INTERVENTION: Participants were randomised to antihypertensive treatment (hydrochlorothiazide 25 mg once daily or fosinopril 20 mg once daily) with or without the addition of a statin (pravastatin 40 mg once daily).

> 治療方法が厳密が記載されています。

MAIN OUTCOME MEASURES: Clinic and ambulatory blood pressure measured every year throughout an average 2.6 year treatment period.

> この項目は簡潔ながら重要な箇所です。治療効果を判定するための基準であるからです。このような箇所を失念してしまう執筆者も散見されます。

RESULTS: Both the group receiving antihypertensive treatment without pravastatin (n=254) (with little change in total cholesterol) and the group receiving antihypertensive treatment with pravastatin (n=253) (with marked and sustained reduction in total cholesterol and low density lipoprotein cholesterol) had a clear cut sustained reduction in clinic measured systolic and diastolic blood pressure as well as in 24 hour, and day and night, systolic and diastolic blood pressure. Pravastatin performed slightly worse than placebo, and between group differences did not exceed 1.9 (95% confidence interval −0.6 to 4.3, P=0.13) mm Hg throughout the treatment period. This was also the case when participants who remained on monotherapy with hydrochlorothiazide or fosinopril throughout the study were considered separately.

この結果は本文の内容を凝縮したものであり，ある意味，本文を読まなくても概要を把握することはできます。これだけ質の高い結果ならば，確かに本文を読まなくても内容を想像できます。

CONCLUSIONS: Administration of a statin in hypertensive patients in whom blood pressure is effectively reduced by concomitant antihypertensive treatment does not have an additional blood pressure lowering effect.

当然のことながら研究結果は臨床に反映されるべきであるため，どのように臨床に応用することができるのかの結論が記述されるべきです。研究のための研究ではなく，臨床への応用こそが医学研究です。

Trial registration

BRISQUI_*IV_2004_001 (registered at Osservatorio Nazionale sulla Sperimentazione Clinica dei Medicinali-National Monitoring Centre on Clinical Research with Medicines).

上記2例を検討すると，研究・開発・調査の目的・取り扱っている主題範囲や用いた理論・方法が簡潔に記述されています。最低限必要な情報以外に記述すべきかどうかは，投稿規程に従うべきです。おそらく読者は理解してくれるであろうとの憶測に起因する省略は，実はかなりリスクが高いのです。つまり，筆者が是非読者に伝えたい内容を重点的に取り上げ，さらに不必要な記述を削り落とすことがAbstractを書く際に求められるわけなので，正しい資質あるAbstractを数多く読むことが，将来Abstractを書かねばならない際に確実に助けとなるはずです。

4　AbstractとSummary

　Abstract（抄録）は，研究論文の総括で，Objective（目的）・Materials and Methods（対象と方法）・Results（結果）・Discussion and Conclusion（考察と結論）の構成をとります。
　Summary（まとめ）は総説や症例報告のまとめで，その構成には特定の規則はありませんが，総説では研究の背景から現在の最新知識，そして展望を，また症例報告では，その疾患等のカテゴリーの臨床的動向や最新知識から症例呈示，考察，結論のパターンをとることが多いようです。

症例報告のSummary

　10〜10数行のSummaryの中にも症例報告には一定の文章のパターンがあります。**最初の一文には，その疾患や症候群のentityを明確に表現**します。そして，その中で何が不明の点か，何が稀な所見か等の問題点を提起し，そこに呈示する症例がそこに新たな知見をもたらすことの予告的なIntroductionを2〜3行で仕上げ，その後に症例を呈示します。Summaryではポイントのみをまとめ，**どの点が本疾患／症候群で稀なあるいは新たな見解となるかを強調**します。ここが，症例報告のSummaryの命となる一文です。最後の一文に，この見解がもたらす臨床の展望，さらには次の課題を呈示してフィニッシュしているSummaryは，より映えます。

総説のSummary

　総説の本文の構築では，あるテーマに基づいて，そのテーマとなる疾患や症候群，あるいは病態や治療法などにつき，現在までの一般的見解がIntroductionとなります。そして，問題提起にそのテーマの今日にいたる論点が示され，文献の引用を伴ってその内容を解説していきます。そして，結語に将来展望をもふまえ数行にその最新の見地をまとめます。そのSummaryは，以上の内容を研究論文や症例報告と同じく，以上の順序に流れを作って具体的に記載します。「～について若干の考察を加えまとめた」等の項目的，目次的まとめは最悪です。個性もなく強調点もない教科書的・優等生（？）的抄録とまとめは不可！

　Titleに続き，読者がその論文を読みたいと感じるAbstractやSummaryとは，その論文にしかないユニークなポイントがあるものです。読者はその論文にしかない，新たな知見を求めているのですから，著者らの論旨の展開を期待をもって読みたいと思わせる抄録・まとめとは，必ず具体的な内容のエッセンスであるはずです。

　本章の結語として述べたいことは，ついついあれもこれも情報を盛り込まれたAbstractは読むのに忍耐力を必要とするため，**最初は簡潔な，そして第一級のAbstractを読む事を心がけるべきです**。

（安藤千春，大井静雄）

4 Introductionの読み方

> **3つの心得**
> - 第1文には，テーマの最先端の一般的コンセンサスが書かれている。
> - 次の文では，文献を引用しつつ，研究の狙いが明確にされる。
> - 最終文には，論文の目的がまとめられている。

1 Introductionはその論文のレベルを示す

原著論文

　Introduction（緒言）の第1文に，**教科書的ではなく研究の最先端である論文テーマの一般的コンセンサスを短く，かつ高いレベルで示されている**ものが，"読むべき論文"の条件となるでしょう。**次の文に，これまでのその領域の研究の流れが総説論文のごとく，できるだけ多くの代表的文献の引用とともに示されている**かどうかで，特に著者のこの領域の見識の広さやその実力を計り知ることができます。そして，著者らがその研究に大いに関与していれば，その中に，あるいは次の文に著者らが同領域の研究のこれまでの流れやなし得た研究成果が示されています。

　Introductionの最後の文には，この論文の目的がまとめられています。ここでは，以上の背景からこの研究がどのような意義を持っているかを強調しますが，ここに強いインパクトを持っているかどうかが，"読むべき論文"の判断材料となります。

症例報告

　Introductionの第1文には，**報告する疾患・病態等が最先端の一般的コンセンサスとして短く，かつ高いレベルで示される**べきであり，ここでまず"読むべき論文"の判断材料が得られます。次の文には，さらに同疾患・病態の特異な点にフォーカスを当て，文献を引用しつつ，**報告するポイントが明確にされる**のです。そして，そのことに関しては，これまでにどれくらいの報告があるかを，できるだけ多くの代表的文献の引用とともに示されますが，ここが著者の持つ見識の広さの判断基準ともなります。

　そして，Introductionの最後の文には，この**報告の目的**がまとめられます。以上の背景から，この報告がどれくらい目新しいものであるかを強調しますが，ここに強いインパクトを持ったものが，"読むべき論文"の判断基準ともなるのです。

総説

　一定の規程はありませんが，Introductionの第1文にはこの総説で論旨を展開するにあたり，**当該領域の一般的コンセンサスを示す**のが通例です。次の文には，その中で**何が問題であり，どのような議論が現在進行しているかを明確に記す**べきであり，ここに著者の本課題の見識の広さが推測できます。そして最後の文には，本総説で**どの点をどこまでまとめたreviewとするか**が明記されていれば，"読むべき論文"か否かの決定的材料ともなります。

　日本語論文の序文の結びに，よく「…につき，若干の考察を加え報告する」との文があります。「若干の考察」なら読んでも得るものがなかろう…と読者は失望し，読むはずもないでしょう。こんなところに日本的な謙虚さなど必要ないはずです。"読むべきでない論文"の典型的表現の一つでしょう。

2　トレーニング

基礎医学新知見を示す論文のIntroduction

A hypothesis for myeloschisis: overgrowth and reopening. An experimental study.
Oi S, Saya H, Matsumoto S.
Department of Neurosurgery, Kobe University School of Medicine, Japan.
J Neurosurg. 1988 Jun;68(6):947-54.

　❶Although embryopathogenesis of dysraphism has been extensively studied, no theory has been agreed upon. ❷Several hypotheses have been proposed in the last 100 years, with various opinions regarding the stage specificity in development of myeloschisis. In 1886, von Recklinghausen[9]

❶この第1文では，「神経管癒合不全の発生病態論は，多くの研究がなされてきたにもかかわらず，未だに不明である」と，**タイトルで新たな学説を提唱していることをさらにIntroductionの冒頭で強調し**，インパクトを与えています。これが，この研究の目的に通じる最先端の一般的コンセンサスを表わす1文です。

❷Introductionの第2文からをミニレビューとして，その発生病態論の**これまでの学説のまとめ**としています。

specificity in development of myeloschisis. In 1886, von Recklinghausen[31] proposed that the embryonic neural tube fails to close (simple nonclosure theory). In 1946, Patten[24] found evidence of overgrowth of the neural tube in young human embryos and emphasized the possibility that local overgrowth of the neural plate in the early stages of its development might be a factor in the genesis of myeloschisis and spina bifida (overgrowth and nonclosure theory). … ［中略］ … Browne[2] also accepted some mechanistic interpretation of the late development of myeloschisis (abnormal spinal flexion theory).

❸None of these hypotheses adequately explain all the features observed in cases of myeloschisis. In the present study, we analyzed the stage specificity in the development of myeloschisis induced experimentally in chick embryos by injection into the fertilized egg of ethylnitrosourea (ENU) or other teratogenic agents. ❹Extensive histological and immunohistochemical studies were performed to elucidate the histogenesis of the exposed mass (placode) in myeloschisis. These findings were compared with observations in human myeloschisis.

❸**著者らの本領域の研究の背景**として，これまでのchick embryoを用いて行ってきた実験の成果を解説しています．この数行で，この著者の本領域での研究実績を知ることができます．

❹「実験モデルの脊髄披裂部neural placodeの細胞構築を免疫組織化学的分析で分析し，ヒトの同所見と比較する」と，**本研究の目的**を強いタッチで記載しています．この最後の1文で"読むべき論文"の決定的興味の度合いが決まります．

新学説や仮説，新たな臨床概念を提唱する論文のIntroduction（1）

Intrauterine high-resolution magnetic resonance imaging in fetal hydrocephalus and prenatal estimation of postnatal outcomes with "perspective classification".
Oi S, Honda Y, Hidaka M, Sato O, Matsumoto S.
Department of Neurosurgery, Tokai University School of Medicine, Isehara City, Kanagawa, Japan.
J Neurosurg. 1998 Apr;88(4):685-94.

❶Although the neuroimaging modalities of ultrasonography,[1,2,5,6,9,12,14,15,17,23,24,27,35,38,40,48,49,50] magnetic resonance (MR) imaging,[10,14,35,38,49,51] and whole-body computerized tomography (CT) scanning[35,36] have enabled prenatal diagnosis of fetal hydrocephalus, its management remains a difficult challenge. ❷One major reason for the difficulty is the multifactorial nature of the conditions affecting postnatal outcome in congenital hydrocephalus. No single category or clinical feature adequately predicts the likely outcome. …［中略］… A previous study focused on this problem and the authors suggested that postnatal prognosis of individual types of hydrocephalus may not be estimated solely on the basis of morphological analysis of prenatal diagnostic images; the prognosis may also depend on the progression of the hydrocephalus and the affected brain and on the degree of damage to the neuronal maturation process.

❶この第1文では，きわめて多くの論文を引用し，胎児水頭症の出生前診断の現時点での限界について，この1文で非常に高レベルの**まとめを提示**し，ここで強烈なインパクトを与え，導入をスタートしています。著者の本領域における知識の深さを計り知ることができ，"読むべき論文"の指標となります。

❷その多くの引用論文から，第2文に胎内出生前診断の**研究の流れ**を示しています。ここが，Introductionにおけるミニ総説的論旨の展開となります。

❸From this standpoint, we have developed a new classification system for congenital hydrocephalus, "Perspective Classification of Congenital Hydrocephalus" (PCCH),[37] to determine the factors that contribute to the postnatal prognosis of fetal hydrocephalus (Fig. 1).

This classification is based on the stage, type, and clinical category of congenital hydrocephalus. Regarding the clinicoembryological stages, each stage reflects both clinical and embryological developmental aspects of the neuronal maturation process in the hydrocephalic fetus or infant, as summarized in Fig. 1. The clinicoembryological stages are as follows.

Stage I occurs between 8 and 21 weeks of gestation, … ［中略］ …
Stage II extends from 22 to 31 weeks of gestation, … ［中略］ …
Stage III extends from 32 to 40 weeks of gestation, … ［中略］ …
Stage IV occurs between 0 and 4 weeks of postnatal age, … ［中略］ …
Stage V extends from 5 to 50 weeks of postnatal age, … ［中略］ …

In each stage, individual conditions with differing features of hydrocephalus can be classified along with the embryological or developmental background of the affected brain and the cerebrospinal fluid (CSF) circulation in each pathological type with subtypes. … ［中略］ … This classification should be applied when the diagnosis of hydrocephalus is made before any procedures have been performed.

❸そしてこの研究の背景には著者らがここまで進めてきた実績があることが具体的な研究成果とともに示されていれば，絶対的に"読むべき論文"の条件を満たしています．すなわち，この例では著者らが過去に提唱したPCCH Stage I〜Vの分類を詳しく説明し，さらに多くの症例を対象に今回の研究報告に至ったことが示されています．このIntroductionの構築により，**この研究に至った流れ**が導入の強いインパクトとなっています．

新学説や仮説，新たな臨床概念を提唱する論文のIntroduction（2）

Hydromyelic hydrocephalus. Correlation of hydromyelia with various stages of hydrocephalus in postshunt isolated compartments.
Oi S, Kudo H, Yamada H, Kim S, Hamano S, Urui S, Matsumoto S.
Department of Neurosurgery, Kobe University School of Medicine, Kobe, Japan.
J Neurosurg. 1991 Mar;74(3):371-9.

❶Since magnetic reasonance (MR) imaging has been available for the evaluation of spinal cord lesions, hydromyelia has been diagnosed with increasing frequency. ❷However, the etiology, pathogenesis, and pathophysiology of hydromyelia remain unknown. Several different hypotheses have been proposed regarding this controversial condition; … ［中略］ …

❶この第1文では，本領域の研究の進歩が画像診断の発展によってもたらされたという文面により，本論文の研究範囲を明確にしています。すなわち，「MRIの開発・改良から脊髄疾患，特に脊髄空洞症の診断がきわめて良好に行われるようになった」とその**現状を提示**し，次の文で「脊髄空洞症の原因，原因病態，病態生理に関しては不明の点が多い」ことが強調されています。

❷そして，病態生理には，**歴史的に代表的な仮説**があることを論文を引用してタイトル的に示しています。これがミニ総説的レビューとなって，本研究が追求する焦点を明確にしていきます。

❸Although it is well known that the neural tube is primarily a single cavity in its early stages of development and that fetal hydrocephalus is often associated with hydromyelic central canal dilatation (hydrocephalomyelia[16]), few studies have correlated the pathophysiology of hydromyelia with changes in associated hydrocephalus, including postshunting cases.

❹This study investigated the role of hydrocephalus and postshunting alterations of CSF dynamics in the pathophysiology of hydromyelia. Specific forms of hydrocephalus and postshunting isolation of the CSF pathways are discussed as a newly proposed clinical entity of hydrocephalus; that is, hydromyelic hydrocephalus.

❸しかしながら，いずれにも述べられていない他の病態が現実には存在することを強調し，ここにおいては，**これまでにまったく研究が及んでいない未踏の領域である**ことをまとめています。これがIntroductionでの問題提起なのです。

❹そこでこの研究では「その特殊病態から，水頭症の一型としての脊髄空洞症が存在するという新たな学説を示し，"hydromyelic hydrocephalus"という**新用語で新たな臨床概念を提唱する**」ときわめて強いインパクトで導入を結んでいます。

病態解明や診断学の進歩を示す論文のIntroduction

Pathophysiology of long-standing overt ventriculomegaly in adults.
Oi S, Shimoda M, Shibata M, Honda Y, Togo K, Shinoda M, Tsugane R, Sato O.
Department of Neurosurgery, Tokai University, School of Medicine, Isehara, Kanagawa, Japan.
J Neurosurg. 2000 Jun;92(6):933-40.

❶Before recent diagnostic procedures were introduced for the diagnosis of hydrocephalus, one of the most accepted indicators for progressive hydrocephalus in infants was head circumference. ❷However, formulating a diagnosis of arrested hydrocephalus on the basis of this indicator alone would be questionable. Whittle and colleagues[41] used continuous ICP monitoring to assess 46 children and adolescents in whom a clinical diagnosis of arrested hydrocephalus had been made. They found that … ［中略］ … The results of this study may indicate that CSF dynamics change over time, shifting hydrocephalus between active and inactive states; however, the factors affecting such changes remain uncertain.

❸In 1996, we reported on the specific clinical features of infantile hydrocephalus that continues into adulthood, proposing a long-term form of hydrocephalus, "long-standing overt ventriculomegaly in adult" (LOVA).[25] Although its mechanism still remains unclear, patients with LOVA often suffer from a progressive course of hydrocephalus that continues into adulthood. … ［中略］ … ❹The purpose of the present study was to analyze the unique pathophysiological characteristics of LOVA and to discuss therapeutic outcomes in our series based on these specific pathophysiological characteristics.

❶Introductionの第1文に，問題提起の原点をズバリと表現しているのも，インパクトを与える"読むべき論文"です．本例では，過去にさかのぼって「停止性水頭症の診断の基準はこれほどに貧弱だった…」と，**読者を原点から誘導**しています．

❷そして，**最近に至るまでのその研究の進歩**を頭蓋内圧動態 ICP dynamicsと髄液循環動態 CSF dynamicsの分析所見から実際のデータを簡潔に引用しつつまとめ，それでもそこに影響する因子が依然として不明であることを現時点での最大の研究課題として取り上げています．

❸次に，一般的コンセンサスとして，自験データではここまで解明できたものの，今なおこの点が不明瞭である，と問題点を具体的に述べます．すなわち，研究課題を絞った後で，**著者らのこれまでの研究**においては「1996年にlong-standing overt ventriculomegaly in adultsという新たな臨床概念を新しい用語（略語）"LOVA"と名付け提唱した」こと，さらに，そこには「さまざまな病態生理上，また治療上の諸問題が山積していることを報告してきた」ことを述べています．

❹そしてIntroductionのフィニッシュでは「著者らの提唱した**新たな臨床概念"LOVA"**の病態生理からみた治療法を，ここにその研究進歩として報告する」ときわめて強いインパクトをもって読者を引きつけています．

治療学の新知見や新たな手術手技を表した論文のIntroduction

Efficacy of neuroendoscopic procedures in minimally invasive preferential management of pineal region tumors: a prospective study.

Oi S, Shibata M, Tominaga J, Honda Y, Shinoda M, Takei F, Tsugane R, Matsuzawa K, Sato O.

Department of Neurosurgery, Tokai University, School of Medicine, Isehara, Kanagawa, Japan.

J Neurosurg. 2000 Aug;93(2):245-53.

❶Various aspects of the therapeutic regimen for pineal region tumors have been discussed.[1,2,4,7,8,14,15,17,18,20,23-25,30-38,40,41,43,44] ❷There are more than 17 different pathological tumor types in the pineal region,[15] and the therapeutic approach differs for each.[2,3,15,28,38] Some tumors can be treated by radical surgical

❶このIntroductionの第1文も，高いレベルの認識に基づいた問題提起のプロローグを印象付けます。松果体腫瘍の治療指針に関して，**世界的にいまだ一致したコンセンサスが得られていないこと**を，まずこの第1文で26件に及ぶ論文を引用して，きわめて高いレベルで導入をスタートしています。

❷そして，本領域の研究の流れをそれぞれ具体的なデータを示しつつ，**現状に至るまでをreview**しています。

resection alone, but most tumors require adjuvant therapy-radiotherapy, chemotherapy, or both. Germinoma is the most common type, accounting for more than 80% of pineal region tumors occurring in patients between 15 and 35 years of age in the Japanese population.[18] … ［中略］…

❸Recently, minimally invasive procedures, including neuroendoscopic surgery, stereotactic surgical procedures, stereotactic radiotherapy or radiosurgery, and so forth, have been widely accepted as neurosurgical treatment strategies. We reported a worldwide survey of the management of pineal region tumors along with an analysis of racial differences in tumor distribution in 1992[23] and again in 1998.[31] It was clearly demonstrated that the therapeutic regimen for pineal region tumors has been changing during recent years, even in North America and Europe. ❹It is the purpose of this report to discuss the role of neuroendoscopic procedures and their usefulness in our prospective study of minimally invasive preferential management of pineal region tumors.

❸この研究背景の中に，著者らはこれまでに国際共同調査を行ってその民族差の見解を得ていることをここに提示しています。

❹最後の文には，これらを背景として「ここに**新たな治療方針**としての神経内視鏡手術の導入を試み，その治療指針を作成した上に，前方視的な研究を完了した。これによってこれまでの本領域の論点に結論を出すことがこの研究の目的である」とのニュアンスをこの5行で示し，導入をフィニッシュしています。このIntroductionの結びには，この研究領域での未解決の問題に一つの重大な見解が示されるものと期待でき，絶対に"読むべき論文"の代表的表現といえます。

開発や発明の論文のIntroduction

Frameless free-hand maneuvering of a small-diameter rigid-rod neuroendoscope with a working channel used during high-resolution imaging. Technical note.
Oi S, Samii A, Samii M.
Division of Pediatric Neurosurgery, Department of Neurosurgery, Jikei University School of Medicine, Tokyo, Japan.
J Neurosurg. 2005 Jan;102(1 Suppl):113-8.

❶Recent developments and miniaturization of fiberoptic endoscopes have allowed their application to numerous clinical fields outside the central nervous system; these refinements have allowed neurosurgeons to perform endoscopic intracranial procedures.[1,2,6,7,9,14,36] ❷Our group has been involved in the development of a flexible-steerable neuroendoscope and advancements in instrumentation and surgical techniques[5,9,13,14] during the last decade. Central nervous system diseases and pathophysiology that can be treated neuroendoscopically include specific forms of hydrocephalus,[7,8] deep-seated tumors such as pineal region tumors, and others.[13]

❶このIntroductonの第1文も，高い研究水準からスタートしています。具体的には，**新たな神経内視鏡の発明・開発の報告**であるゆえ，一般的に「近年，神経内視鏡手術が普及してきた」と述べるのではなく，その普及してきた中でさらに，「内視鏡の小型化により微細な手術が可能となってきた」ことを最新の文献を示しつつ述べる，高いレベルから導入の文をスタートさせています。

❷特に，ある領域で世界の主導権をもってリードしてきた研究者の論文のIntroductionには，特徴がみられます。典型的な序文構成とは異なり，ここで**著者らのこれまでの研究の流れを強調**するため，通常，第3文とする著者らの同領域の研究の紹介をここに持ってきて，この内視鏡の開発・改良の研究の流れに，自分たちが大きく関与しているのだ，と強調しています。

❸There are three major forms of neuroendoscopes: 1) rigid-rod nonflexible; 2) flexible-steerable rod; and 3) semirigid rod that is mildly flexible. Significant advantages and disadvantages exist for each type. ❹Following clinical experience involving various neuroendoscopes, in 1997 we started to design and develop a new type in which the advantages of all three varieties were combined, as a cooperative research project with Karl Storz (Tuttlingen, Germany). A prototype was finalized after several revisions of the model. In this report, we describe the concepts and design of the Handy Small Diameter Rigid-Rod Neuroendoscope and report the results of clinical application in frameless free-hand maneuvering. In addition, we discuss the usefulness of this neuroendoscope and a new concept for neuroendoscopic surgical procedures.

❸次に，一般的には第2文にくるべきものをあえてここに「神経内視鏡には，3種類のものがあり…」と解説し，その流れをつないでいます。

❹実は「この度，発明・開発した神経内視鏡はこれら3種すべての特色を兼ね備えたものである」ことを強調，そして，「これにより新たな神経内視鏡手術術式が編み出された」と導入のフィニッシュのインパクトを強いタッチで締めくくっています。

世界で報告例のない所見を呈した症例の報告のIntroduction

Spontaneous regression of syringomyelia in Hajdu-Cheney syndrome with severe platybasia. Case report.
Di Rocco F, Oi S.
Division of Pediatric Neurosurgery, Department of Neurosurgery, Jikei University School of Medicine, Tokyo, Japan.
J Neurosurg. 2005 Aug;103(2 Suppl):194-7.

❶Hajdu-Cheney syndrome is a rare condition characterized by acroosteolysis of distal phalanges, distinctive craniofacial and skull changes, dental anomalies, and proportionate short stature;[1,2,5] however, several other features such as urinary and genital tract anomalies and cardiac malformations can be associated with HCS.

❷Neurosurgical interest for this rare syndrome is raised by the important skull base anomalies that can be found in patients with HCS.[10] The most serious complications of HCS are in fact basilar invagination or platybasia. ⋯〔中略〕⋯ To our knowledge only five patients with HCS and syringomyelia

❶症例報告の序文の第1文は，研究論文での構成とは異なり，**その疾患なり病態なりのアウトライン**を3〜4行で入れます。本論文では，一般に知られつつあるHajdu-Cheney症候群の特異な病態としてまれなものがあることを強調して，読者の興味をそそっています。

❷そして，その詳細を実際の報告例のreviewから具体的な数値を引用して示しつつ，ミニレビューとしてまとめています。**これまでの流れを示しつつ本報告の意義を強調する**ところは，症例報告のポイントとなる"読むべき論文"の重要なチェックポイントです。

have been described in the literature (Table 1).[1,5,6,13,17] ❸Little is known about the natural history of platybasia and the associated syringomyelia.

❹In this report we present a case of HCS with severe basilar invagination and platybasia associated with a Chiari malformation and cervical syringomyelia that spontaneously regressed.

> ❸「Hajdu-Cheney症候群に合致するplatybasiaのnatural historyとsyringomyeliaについては，ほとんど知られていない」ことを最後の文でまとめています．この表現により，**このまれな症候群の新たな知見が学べる**ことが示唆されています．

> ❹そして，Introductionの最後の1文には，「ここに，著明なplatybasiaとChiari malformation，そしてsyringomyeliaを伴った症例を報告する」と本報告の特異な点を5行でまとめ，導入のフィニッシュとしています．そのsyringomyeliaが自然に軽快したという点でこれが**世界で初の報告であることが，タイトルとこの最後の文に強調**され，読者を強く引き込むインパクトを与えています！　症例報告であっても，この最後の1文が"読むべき論文"の決定的判断ポイントになります．

参考文献
1) 大井静夫：医学英語論文表現法辞典．南山堂．

（大井静雄）

5 Materials and MethodsとResultsの読み方
総論

3つの心得
- 研究の対象が何かをまず把握しよう。
- 使用された設備や機器とその使用方法を確認しよう。
- 図表を参考にして著者が強調したい重要な結果をまず見つけよう。

1 Materials and Methodsを読む上での注意点

　Materials and Methods（対象および方法）は，当該研究が実際にどのように行われたかを示すもので，後に続くResults（結果）と対になる重要な部分です。読者が当該研究を再現する上で，あるいは参考にする上でも正確でわかりやすく記されるべきです。この部分の記述が不十分であると論文としての体裁が整わないことになります。したがって，Materials and Methodsは論文の根幹とも言えます。

　通常の英文構成では，段落の始めにtopic sentenceが記され，その段落内で述べたいことや重要なポイントが簡潔にまとめられます。そして，補助する文章が後に続き，詳細なデータなどが示されて理解が深められるようになっています。しかし，対象および方法では，研究対象となる材料や手法について順を追って，淡々と記されることが多いのです。また，研究対象についての概説，使用した機器と使用方法，得られたデータの解析方法など多くの内容が含まれます。そこで，これらについては読者にわかりやすくするために，小見出し（subheading）を用いて大別されることが多いのです。前述のように，研究を再現する上で必要な情報はすべて含まれるべきですが，より簡略化するため，理解を深めるために図表が用いられることもあります。

2 Materials and Methodsから何を読み取るか

Materials（対象）

　当該研究の対象が何かをまず把握します．すなわち，人，人由来試料（人から得られた血液，尿，手術試料など），動物，動物由来試料，機器によって得られたデータなど，のいずれが対象であるかを読み取ります．そして，人の場合は健常者か，あるいは疾患の患者さんであるか，動物であれば種や週齢といった詳細条件を確認します．なお，動物の場合は通常，カッコ内に種名と週齢が記載されています．臨床研究であれば，対象施設や患者によって結果の解釈が異なることがあります．したがって，研究対象者の背景が記載されています．以下に研究対象が人の場合とそれ以外の場合に分けて解説します．

▶人が対象の研究

　臨床試験などでは，Materials and MethodsではなくPatients and Methodsという見出しが使われます．これは人権に十分配慮してのことです．人を対象とした研究は包括的指針である**ヘルシンキ宣言**に則って行われますが，2008年の第59回世界医師会ソウル総会で修正が加えられました．その一つは，原文のHuman subjectsがHumansに統一されたことです．これは，あたかも研究対象がモノのように捉えられることを憂慮し，人が研究対象であることを明確化してのことです．そして，ヘルシンキ宣言のサブタイトルもEthical Principle for Medical Research Involving Humansと修正されました．

　したがって，人を対象とした研究では，被験者保護を中心とした倫理的配慮が求められます．人が対象の研究は，研究参加者のインフォームド・コンセントを得た上で，さらに原則として**施設内倫理審査委員会**（薬物治験であれば**治験審査委員会**）の許諾を得て行う必要があります．雑誌によっては倫理審査番号の記載が求められます．すなわち，これらの記載は論文掲載に必須の事項となっており，通常はMaterials and Methods欄に記載されているのです．

　施設での患者さんを対象とした研究では，施設の種類（救命救急センター併設の病院，地域医療支援病院など），規模（ベッド数など），所在地（都市部か郊外か），網羅する医療圏などが記載されています．さらに**研究対象者をどのように選択したか**が記されています．

　研究対象者が健常者である場合には，公募によって得られた健常被験者の人数が記されているのみです．なお，研究によっては被験者の性差や喫煙の有無などが結果に影響することがあるので，必要に応じてこれらの情報が追記されています．

　疾患患者さんを対象にする場合では，「○○年から○○年に外来を受診した○○人のうち，○○の基準に合致する○人を対象とした」というように記されています．さ

らに細かな基準に従って対象者の抽出が行われた際には，その選択基準や除外基準が記されています．論文著者が期待している結果が出るような恣意的な対象者の選択があってはなりません．また，臨床研究ではランダム化が重要視されますが，倫理的にもランダム化できない場合が多く，したがって，ありのままの状態を観察して結果を記述する観察研究が行われることが多いのです．

対象者が決定した後，対象者の数，性別，年齢が記されます．研究内容によっては人種，教育歴，職業などが記されます．またリハビリテーション関連の雑誌などでは利き手（左または右）も附記されます．

▶人以外が対象の研究

動物を用いる研究では，動物の種，週齢，性別，入手先が記載されています．研究によっては，飼育条件（食餌の内容と回数，室温など）も附記されます．前記のように，**動物実験は施設内の動物実験委員会によって倫理的および科学的妥当性が審査された上で行われます．**したがって，この記載も必須事項です．

理工学的研究では，剛体や機器そのものが対象となることがあります．既製品を利用する研究では，その名称（当然，販売されている特定のものであるので，商品名として大文字で記されている），製造会社名，所在地が記載されます．もし，自ら作製したもので販売されていないものであれば，その旨を詳細に説明します．自ら作製して名称を付けたものであっても，公的に入手できないものであれば，詳細に説明する必要があります．

Methods（方法）

▶研究手技と環境

まず，研究対象とともに**使用された設備や機器を確認**します．試料の観察に用いられた電子顕微鏡，細胞内の核酸増幅に用いられたPCR装置などです．それらがどのように使用されたか，そして最終的に何を得たかを把握します．なお，機器や装置の場合，カッコ内に製造会社名と機種名が記されます．薬剤では，名称に続いて，濃度や容量，投与方法が記されます．**薬剤名は一般名（商品名ではなく）で記し，カッコ内に製造会社名，所在地が附記されます．**

広く一般的に用いられる方法や装置の記述については，参考成書や文献を挙げたうえで簡潔に記されています．しかし，あまり用いられない方法や装置（オリジナルのものも含む）では，詳細に記されることが多いです．なお，既報の研究の延長など，既に詳細な記載が掲載されている場合は，その文献が引用されてエッセンスのみが記されています．しかし，既報の装置や方法が修飾されている（変更されている）ことがあるので，既報とまったく同じか，あるいは多少異なる点があるかを注意して読む必要があります．

▶介入について

研究対象（人や動物など）がある要因に暴露される状況があるとき，その状況を単に観察する研究（**観察研究**）と，介入を行って暴露状況を人為的に変化させる研究（**実験的研究**）があります。暴露状況による対象者の変化を検査によって確認する場合には，その検査方法が順に記載されています。また，介入についても具体的に記載されています。

▶統計解析

統計学的な処理は論文の結果を記載するうえで重要です。何百のデータを羅列されるより，平均と分散（データのばらつき）や中央値などを示される方がわかりやすいからです。また，さまざまな条件での数値の比較を行う場合でも，**根拠をもって差があるといえるか，それぞれが発生する確率が対照の何倍であるか，などがエビデンスを持って示されます**。したがって，結果が単純明快に示されるとともに，客観的かつ標準的に解釈されるため，科学的妥当性をもって考察へと結びつけられます。すなわち，筆者の希望的観測に基づいて結果を判断することなどを防止するためにも必要な手法です。

論文では用いたすべての統計学的手法が記されますが，データごとに異なる手法が用いられる場合には，それぞれの検定の対象となったデータ別に，処理内容が記されなくてはなりません。

研究内容や対象の違いから，それぞれの分野で記載すべき詳細な内容がおおよそ決まっており，記載方法に一定のパターンがあります。したがって，詳細な点については各論で論文を例示しながら概説します。

3 Resultsを読む上での注意点

Resultsは論文の中核（core）です。著者が強調したいことや論文の"売り"が重点的に記されています。著明な論文ではResultsは簡潔で短くまとめられています。Resultsの記載は率直，簡潔に示されることが原則で，著者の個性や過剰解釈による表現は避けられています。すなわち，読者が必要とする情報以上のことは記されていません。

一般の英文では段落内でtopic sentenceが先行し，これを補助する文章が続きます。Resultsの記載でも，まず結論やポイントが文章で記され，その後にデータが示されることが多いのです。この方が，明らかに読者にはわかりやすいでしょう。著者は，強調したい結果については簡潔でかつインパクトを与えて示したいと考えています。したがって，**重要な結果は図表を用いて示されます**。

図には，ある条件や経過による変化のパターンがわかる，重要な発見が写真や医療画像等で視覚的に理解できるといったメリットがあります。表には，さまざまな条件における正確な数値が明らかになる，多くの数値が一度に比較できるといったメリットがあります。雑誌や論文の分類（原著，短報，症例報告など）によって図表の数に制限がありますが，いずれの論文でも重要な結果を厳選して図表としてまとめられます。

　図表の下には説明文（legend）が附記されていますが，この説明文は本文とは独立してわかりやすく示されています。したがって，**この説明を読むだけで図表の内容が理解できます**。Resultsを読む際に，まず図表から目を通すと理解しやすいでしょう。図表のタイトルは簡潔に内容を伝える目的であるので，一つの文章になっていないことが多々あります。図表に数字が記載されているときは，それが平均値である，などの説明も書いてあります。略語があれば注釈がつけられ，その意味が記載されています。ただし，本文中で用いられている略語の場合には特別な注釈はありません。図の場合，用いられている記号や模様が何を意味しているか説明されています。

4 Resultsから何を読み取るか

　当該研究で得られた結果が記載されていますが，なかでも**著者が強調したいこと，すなわち重要なポイントをまず見つける必要**があります。そのためには，**当該論文の目的（何を明らかにしたいか）をIntroductionで読み取り，それに最も近い答えを探す**ことです。

Resultsの構成

　前述のように，ResultsはMaterials and Methodsに対応しています。すなわち，実験や解析では，実際に行った順序に従って結果が示されるのが基本型です。この場合，Introductionで示した目的を遂行するための重要な結果については重点的に示されており，その記載範囲も広く内容も濃いのです。一方，研究の主目的とはかけ離れた結果については手短に示されています。

　しかし，上記のような経時的な記載方法では，著者が最も強調したい重要な内容がResults全体の後方に配置されることがあります。すなわち，読者にとってはどこがポイントなのかわかりにくいことがあります。これを避けるために，重要度に従って結果を整理し，小見出し（subheading）をつけてIntroductionで記した目的や論点に答えるべく記載することがあります。

データの表示

　実験や解析によっては莫大なデータが得られますが，それがすべて羅列されているわけではありません。重要な部分のみがResultsに記載され，特に強調したい結果は必ず図表に示されています。したがって，本文内には論点に関する結果が簡潔に示され，その後にデータが補足されます。場合によってはカッコ内にデータが記されているにすぎないこともあります。**図表に示されているデータは，本文で繰り返し説明はされません**。したがって，図表の結果はその説明文を読むことできちんと理解しなければなりません。

　上記の他に図表を用いる目的があります。それは，結果を文中に示すと莫大な記述を要する場合や，文章での表現が困難（無理に表現しようとすると誤解を招くため，得られた写真を掲載する方が良い）な場合です。

統計解析結果について

　統計解析で必ず目にするのが，**$p<0.05$あるいはstatistically significant**（統計学的に有意）という表現です。pはprobability（確率）の意味であり，通常は確率5％未満で有意と考えられます。すなわち，ある事象が単なる偶然によって起こる確率が5％未満であるので，したがって，偶然ではなく有意であると解釈します。検定で2者を比較するときは，まず両者に差がないという仮説を立てます。そして，「差がない」ことが偶然によって生じる確率が5％未満と少ないときに，「差がない」という考えは棄却され，したがって，結果的に2者に差があると解釈できます。

　pの値は確率であるから，0と1の間にあります。pの値が小さければ小さいほど，「両者に差がない」ことが生じる確率は少ないことになるので，かなり強力に，「両者に差がある」といえます。したがって，$p<0.01$，$p<0.001$と記載されているときには，強い統計学的エビデンスをもって差があるということです。なお，最近では，$p>0.05$や $p<0.05$とせずに，p値を直接記載するよう求める雑誌が増えています。これは，近年の統計解析ソフト等の進歩によって，容易に計算が可能になったことが挙げられます。また，解析を実際に施行したことの証拠にもなります。多くの雑誌に共通していることは，**有意差があるとき，すなわち$p<0.05$の際にはp値を記載する**傾向です。なお，p値は通常小数点以下第3桁までの表示すればよく，p値が0.00006などの時には$p<0.001$と記されます。

5 Materials and MethodsおよびResultsの読み方

実際の短い論文を参考に，結果と方法の構成を確認します。

Risk of death due to alcohol-impaired driving in Japan.
Hitosugi M, Sorimachi Y, Kurosu A, Nagai T, Tokudome S.
Lancet 2003 Mar 29;361(9363):1132.

［例1］

❶The analyses were based on RTAs that occurred in Japan between 1986 and 2001. ❷Data were compiled by the Japan Institute for Traffic Accident Research and Data Analysis. ❸We analysed data on all RTAs involving motorcycles and four-wheeled vehicles. ❹Deaths were limited to those occurring within 24 h after the accident. ❺The breath alcohol concentration of the driver in each accident was examined, and regarded as indicative of impairment when greater than 0.25 mg/L. ❻We calculated the relative risks of deaths for alcohol- impaired drivers compared with non- impaired drivers.

ここがMaterials and Methodsに相当する個所です。

まず冒頭に❶で「解析は1986年～2001年に日本で発生した路上交通事故例に基づく」と，**おおまかな解析対象**が示されています。

❷❸は補助文であり，「日本交通事故総合分析センターで集計されたデータ」「二輪車と四輪車の事故例」と，**対象についての情報を補足**し，より細かい情報を与えています。以上より，解析対象は事故統計であることがわかります。

解析を行う上で，各事例に関する多くの調査項目があります。例えば，年齢や性別，事故発生時刻等です。この論文は短い論文のため，すべてを記載することはできません。したがって**後の記述でポイントとなる重要な項目についてのみ，簡潔に説明**されます。❹❺がこれに相当します。
❹では「死亡の定義は事故発生から24時間以内の死亡」，❺では「各事故で運転者の呼気中アルコール濃度が検査され，その濃度が0.25mg/Lを超えたとき，飲酒運転と定義する」と記してあります。すなわち，死亡と飲酒運転については後の解析でキーとなる部分であるがゆえ，あえて説明されています。

得られたデータをどのように処理したか，どう解析したかは❻の文で記されています。すなわち「運転者が飲酒することにより事故被害者が死亡する相対危険度」を計算したのです。

[例2]

❶The relative risk of death due to alcohol-impaired driving of a four-wheeled vehicle was 5.5 in 1986 and 8.0 in 2001. ❷For alcohol-impaired driving of motorcycles, the risks were 3.8 and 9.8, respectively. ❸The relative risks were significantly higher in rural areas than in urban areas such as Tokyo and Osaka.

結果を示した部分です。図表を含まない限られた字数の論文であるため，結果が短い文章で記載されています。全体を通しても数字の使用は最小限です。

❶四輪車運転者における飲酒運転で被害者が死亡する相対危険度は1986年に5.5，2001年に8.0であった。つまり，運転者が飲酒運転であった場合，そうでない場合に比べて被害者が死亡する確率が1986年に5.5倍，2001年に8.0倍であった。

❷二輪車運転者では，同様に1986年に3.8，2001年に9.8であった。

❸これら危険度の数字は，東京・大阪といった都市部に比べて地方（田舎）で優位に高かった。
[補足] つまり，相対危険度が高い場合こそ，その予防によってより多くの死者が低減できます。2001年に地方を中心に何らかの介入を行うことが効果的対策でしょう。

この結論の背景には多量のデータがあると予想されます。しかし，方法に従った解析で得られたデータの中で，著者が強調したいこと，後のDiscussion（考察）につながる部分のみが記載され，簡潔にまとめられています。

各論

　前記で記したポイントを念頭において，以後のページでは実際の論文を読みながら理解を深めます。なお，それぞれの分野別に特有の表現法があるため，論文の種類や分野別に記載パターンを理解してください。

（一杉正仁）

Column: 倫理審査委員会

　医学・医療における倫理的側面を議論する委員会を，一般に倫理審査委員会（ethics committee）と呼びます。特に米国政府は1953年に臨床研究の審査手段として委員会体制を提唱しましたが，その後，Institutional Review Board（IRB）という名称で設置されるようになりました。

　人を対象とする医学研究の包括的倫理指針として「ヘルシンキ宣言」（1964年，世界医師会）が知られています。この中で，「研究計画書は，検討，意見，指導および承認を得るため，研究開始前に研究倫理委員会に提出されなければならない」（第15項）と記されており，人を対象とする研究においては，倫理審査委員会による審査が必須であることが明記されています。これは相互審査の原則（専門職によってのみ審査や判定を行うのではなく，性別，人種，専門を超えたさまざまな人が相互に審査や判定を行うこと）によります。

　時代の流れや権利意識の向上から，専門家が各自の倫理性のもとに判断を下しても，それが一般市民や社会から一概には受け入れられなくなってきました。したがって，倫理審査委員会は現代社会において研究の信頼性や倫理性を確保し，さらに透明性を明確にするうえでも必要です。

　倫理審査委員会の目的は，当該研究計画の倫理性や科学的妥当性について審査すること，および被験者や試料提供者の人権を保護することです。そのため，委員にはさまざまな立場の人が含まれていなければなりません。すなわち自然科学の有識者，人文科学の有識者，一般市民，外部委員，男女両性で構成されることが条件です。各研究機関が，このような倫理審査委員会を設置し，研究者が研究計画書を提出し，そして審査結果にしたがって研究を遂行すれば，倫理的問題が生じることは少ないでしょう。

（一杉正仁）

5 Materials and MethodsとResultsの読み方
1　細胞生物学的論文

3つの心得
- まずは研究の全体像を把握しよう。
- 研究で用いる分析法についても調べておこう。
- 図表として示されている結果に注目しよう。

1 概説

　細胞生物学の論文では，in vitroとよばれる試験管内で行われる研究（細胞を培養して行われることが多い）と，in vivoとよばれる生きた動物を直接実験材料として行われる研究とがあります。同じ論文中に両者が混在している場合も多く，まずは**その研究の全体像を把握する**と読みやすくなります。

　また，細胞生物学的論文では種々の分析法に基づく研究結果が記載されますが，大まかには組織学的，生化学的，生理学的，行動学的分析などがあります。それぞれの**分析法によって特有の実験方法がある**ので，個々の技術的用語は学び，慣れるしかありません。実験結果のデータが組織学的手法を用いた写真になるのか，バンドの濃さで示されるような写真になるのか，グラフか，表かなど，それぞれの結果の記載法についても，英語の問題は別にして，その手法自体とともに調べておくと，論文の理解度が高まります。また，**略語**もしばしば用いられます。通常，Materials and Methodsの最初にその略語が登場した場所に正式名とともに記載されているので，それをチェックしておいて，Resultsを読む際にすぐ参照できるようにしておくべきです。本項の例文としてとりあげるJournal of Neurosurgery誌では，最初のページ左下に略語が何の省略であるかがまとめてあり，大変便利です。最近は，このスタイルをとるジャーナルが多くなっています。

> **本項で取り上げる論文**
> Comparison of the therapeutic potential of adult and embryonic neural precursor cells in a rat model of Parkinson disease.
> Muraoka K, Shingo T, Yasuhara T, Kameda M, Yuen WJ, Uozumi T, Matsui T, Miyoshi Y, Date I.
> Department of Neurosurgery, Okayama University Graduate School of Medicine, Dentistry and Pharmaceutical Science, Okayama, Japan.
> J Neurosurg. 2008 Jan;108(1):149-59.

2 実例文での解説

　実例文としては，神経幹細胞をParkinson病のモデル動物の脳内に移植して，その効果を分析した論文をとりあげます。

　In vitroとin vivoの両方の要素を含んだ研究で，組織学的，生化学的，行動学的分析がなされているので，細胞生物学的論文の読み方を学ぶには好都合です。

Materials and Methods（対象および方法）

　まずはこの項のsubheadings（小見出し）を並べてみると，下記の12個です。この中でin vitroの実験は2, 3, 4, で，残りがin vivoの実験であることが読みとれれば，研究全体の大まかな把握ができます。

Materials and Methodsのsubheadings

1. Animal Preparation（動物の準備）
2. Neural Precursor Cell Culture and Analysis（神経前駆細胞の培養と分析） ← in vitro
3. Counting Neurons In Vitro（培養中のニューロン数のカウント）
4. Evaluation of Transfected GFP and GDNF Gene Expression by ELISA（ELISA法を用いたGFP導入およびGDNF遺伝子発現の評価）
5. Cell Transplantation and 6-OHDA Injection（細胞移植と6-OHDA注入）
6. Measurement of GDNF Production In Vivo by ELISA（ELISAによる生体内GDNF産生量測定）
7. Amphetamine-Induced Rotation（アンフェタミン誘発回転運動）
8. Fixation and Sectioning（組織固定と切片作成）
9. Immunohistochemical Analysis（免疫組織化学的分析）
10. Morphological Analysis（形態学的分析）
11. Quantification of Surviving Cells（生存細胞の数量化）
12. Statistical Analysis（統計的分析）

Materials and Methodsではよく図を用いて実験手法が示されます。通常**図示されるのは，著者が強調したい実験手法であり，その論文の根幹をなす手法であることが多い**です。また，図の部分に挿入されている文章は読者にわかりやすく説明するための工夫がなされており，用語もキーワードとなっているものが多いようです。図の中，あるいは図説明の中の用語はぜひ押さえておきたいところです。具体例は後述します。

Results（結果）

続いて，Resultsの項のsubheadingsを観察すると，下記のようになっています。

Resultsのsubheadings

生化学的分析
1. Neuronal Differentiation Rate In Vitro（培養細胞のニューロンへの分化率）
2. Transfected GDNF Expression In Vitro and In Vivo（培養中および生体における遺伝子導入したGDNFの発現）
3. Amphetamine-Induced Rotation（アンフェタミン誘発回転運動）
行動学的分析
4. Tyrosine Hydroxylase Immunohistochemistry in the Striatum and SNC（線条体と黒質におけるチロシン水酸化酵素免疫組織化学）
5. Graft Survival and Morphological Analysis of Grafted Cells 6 Weeks Posttransplantation（移植6週後の移植細胞の生存と形態学的分析）
6. Neuronal and Astrocytic Differentiation（ニューロンとアストロサイトへの分化）

この論文では，組織学的（1, 4, 5, 6），生化学的（2），行動学的分析（3）がなされている，という全体の把握ができます。**全体の把握によって，個々の項の読解が大いにしやすくなります**。また，Resultsの項では，図や表についてどのようなものが用いられているかをざっと見ておきます。**棒グラフは各群間の比較**をするために用いられ，**折線グラフは経時的変化**を検討するために用いられることが多いです。グラフでは＊印に注目し，どの群とどの群が**有意差**を持っているのかを理解します。また，**対照群**がグラフのどの部分に相当するのかを早めに把握したいものです。

それでは，以下に，具体的に文章で解説します。材料となる論文は上述した論文です。Materials and Methodsの部分について，本論文では実験の手順を書いた図を1つ使っています。このような図は著者が最も強調したい内容が集約されており，**図中の用語を把握しておくことと，図の説明を理解しておくことが大切です**。

Fig. 1中にEGFがしばしばでてきます。論文の最初のページに，epidermal growth factorとあるので，上皮成長因子，すなわち，神経栄養因子の一つを添加するのだ，ということがわかります。

Materials and Methodsの実例

FIG. 1 ❶Schematic of the experimental protocol for the in vitro assessment of neuronal differentiation in this study. ❷A neural stem cell is expanded by the formation of a clonally derived cell cluster, called a sphere, in EGF-containing growth medium. ❸The primary spheres generated are dissociated and plated in populations for neuronal differentiation assessment or reseeded for secondary sphere generation in EGF medium. ❹ The neuronal differentiation rates of both secondary and tertiary sphere were assessed in the same manner.

Dissociates from E14 ganglionic eminence or adult subventricular zone
↓ EGF
Formation of primary spheres
dissociation
Differentiation/ neuron counting
↓ EGF
Formation of secondary sphere
dissociation
Differentiation/ neuron counting
↓ EGF
Formation of third spheres
dissociation
Differentiation/ neuron counting

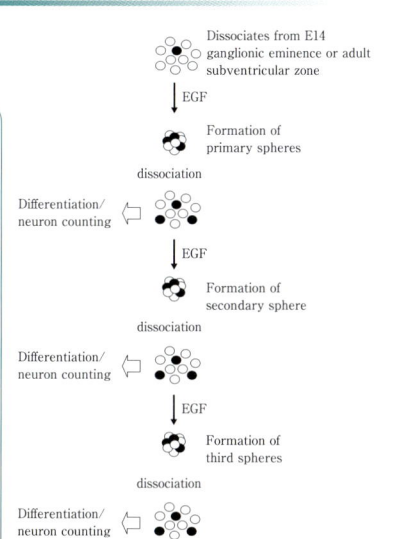

図のタイトルが，最初にあります。❶がそれであり，この図はニューロンへの分化をどのようにin vitroすなわち管内分析（生体内でなく試験管内のような人工的環境の中で行う分析をいう）するかについての模式図である，ということがわかります。

❷神経幹細胞をEGFを含む培養液内で増やすと，「球状の固まり」ができます，これがsphereです。このとき図の中の黒いのがneural stem cellです。"A neural stem cell"と単数になっているところからそれが読み取れます。図1をみると，矢印に従って下方向にprimary, secondaryとなっています。

そして，その一方，横に向いた矢印では細胞数（ニューロン数）をカウントする，となっています。そのことが❸に記載されています。

❹には第2，第3のsphereは同じプロセスで作成されることが記載されています。

Cell transplantation and 6-OHDA injection

❶All rats were deeply anesthetized with intraperitoneal injections of sodium pentobarbital and placed in a stereotactic instrument.　❷A midline skin incision was made in each animal's skull and a burr hole was drilled. ❸Using a 5-μl Hamilton syringe, 1 μl of the cell suspension was injected over a 10-minute period into four sites in the right striatum at the following coordinates measured from the bregma: 0.7 mm anteroposterior, 2.0 mm mediolateral, 22.5 and 25.5 mm dorsoventral, 0.3 mm anteroposterior, 3.0 mm mediolateral, and 22.5 mm and 25.5 mm dorsoventral.　❹After implantation, the cannula was left in place for 5 minutes and slowly withdrawn. ❺Seven days after implantation, following pretreatment with desimipramine and 20 μg of a 6-OHDA solution was injected into the right striatum with a 28-gauge Hamilton syringe at the following coordinates from the bregma: 0.0 mm anteroposterior, 2.7 mm mediolateral, and 26.0 mm dorsoventral.　❻The injection rate was 1 ml/minute, and the syringe was left in place for 5 minutes before it was slowly withdrawn.

❼The rats were divided into 4 groups of 6 animals according to the cells injected: 1 group received adult GDNF-transfected cells, 1 group received adult GFP-transfected cells, 1 group received embryonic GDNF-transfected cells, and 1 group received embryonic GFP-transfected cells.

細胞移植ならびにドパミンに対する神経毒である6-OHDAの脳内注入の方法が記載されています。

❶ラットはペントバルビタールという薬を腹腔内（intraperitoneal）に投与することによって，麻酔し，定位脳手術装置（stereotactic instrument）に固定されます。

❼ラットの群分けが書いてあります。この場合4群ですが，遺伝子導入がGDNFかGFPか，細胞由来が成体（adult）か胎仔（embryo）かによって2群ずつ2つの組合せで4群になっていることがわかります。

❷頭部の皮膚は正中を切り，穿頭（burr hole）は1ヵ所です。

❸線条体（striatum）という場所に細胞を移植するのですが，このような脳の一定の場所に移植（定位脳手術という）する場合，bregmaという正中線と冠状縫合の交点から何ミリのところに移植するか，という表現が用いられます。

❹細胞移植のあとカニューレ（cannula）をその場所に5分間じっとさせておきます。細胞が脳の外に漏れないようにです。

❺細胞移植の7日後に6-OHDAを注入しますが，6-OHDAは6-hydroxydopamine（論文の最初のページに省略語は全て記載してあります）の略であり，脳のドパミン神経系に対する神経毒であることを予備知識として知っていれば理解が早いでしょう。

❻6-OHDAの注入についても❹と同様の注意書きがあります。

Measurement of GDNF Production In Vivo by ELISA

❶Seven days after cell transplantation, 4 rats from each group were killed by decapitation. ❷The brains were rapidly removed and sliced into 2-mm sections, and the transplanted side of the striatum was punched out, snap-frozen in liquid nitrogen, and stored at $-80℃$ for subsequent extraction and quantification of GDNF by ELISA. ❸For optimal protein extraction, the tissue was homogenized on ice in PBS containing protease inhibitors at pH 7.4. ❹ Homogenates were centrifuged at $12000 \times$ gravity for 10 minutes at $4℃$, and the supernatants were immediately removed and assayed in duplicate, along with calibrated cytokine standards.

Amphetamine-Induced Rotation

❺Rats were tested for amphetamine-induced rotation at 1, 2, 4, and 6 weeks after 6-OHDA injection. Rotation was assessed for 90 minutes using a video camera, and full 360° turns in the direction ipsilateral to the lesion were counted.

本論文ではELISAという方法（論文の最初のページにenzyme-linked immunosorbent assay: 酵素免疫測定法とでています）をよく使っています。その中で神経栄養因子の一つであるGDNFの測定方法を述べてあります。

❶動物は苦しむことのないよう，decapitation（断頭）によって屠殺することが多いです。

❸GDNFのような蛋白を正確に抽出するには，取り出した脳組織を均質化する必要がありますが，これをhomogenizeという動詞で表現します。

❺パーキンソン病モデル動物の行動学的分析によく用いられるのが，アンフェタミンを注射することによって誘導される回転運動を測定する方法です。その回転運動の測定法は90分間のビデオ測定で行われます。6-OHDAを注入した側と同側（ipsilateral，反対側の場合はcontralateralという）に360度回転した回数を測定します。

❷脳のある場所をごく小さく取り出すことをpunched outと表現します。

❹遠心分離にかけることをcentrifugeといいます。そしてその上澄みをsupernatantsとよびます。

Resultsの実例

グラフや図に最も注目すべきです。通常これらで表現されている結果が著者が最も述べたい部分です。

FIG. 2. Bar graph showing the differentiation rates after passaging (P) of adult (A-) and embryonic (E-) primary (0), secondary (1), and tertiary spheres (2). Repeated passages remarkably reduced the neuronal differentiation rates of embryonic NPCs.

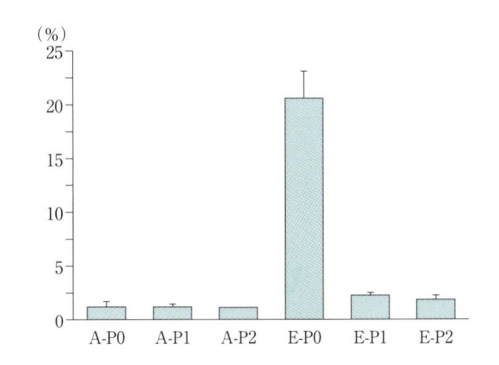

Fig. 2はニューロンへの分化の率についてのグラフです。**棒グラフ**であるから，**各群を比較検討**しているので，それぞれの群の意味合いを知る必要があります。

Aはadult即ち成体由来，Eはembryo即ち胎仔由来です。また，Pはpassagingですから，図1のところでのべた「球状の固まり」の1つ目がP0，2つ目がP1，3つ目がP2とわかります。

図をみてE-P0のみが突出して高い値になっていますが，図の説明を読むと，重要なのはこの数値が高いことではなく，胎仔由来であっても，P1, P2とpassageを繰り返していくと，ニューロンへの分化率が減少していくことを重要視していることがわかります。

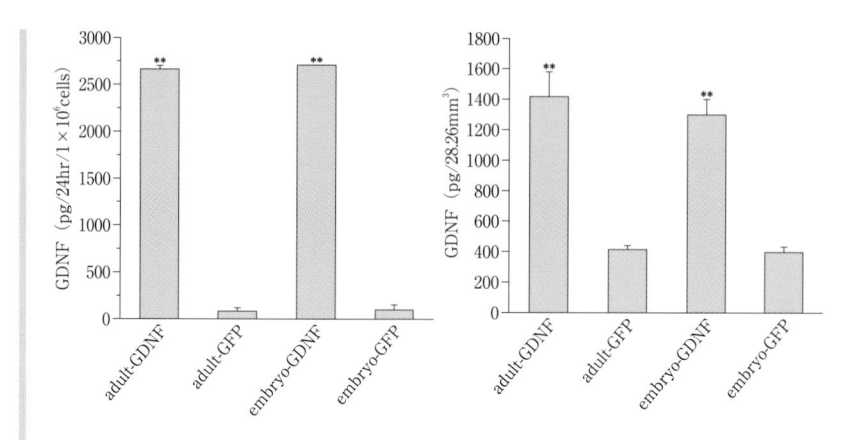

FIG. 3. Left: Amount of GDNF produced in vitro. The adult and embryonic GDNF-transfected cells produced significantly higher amounts of GDNF than both GFP-transfected groups. There was no statistical difference between the GDNF or GFP-transfected groups. **$p<0.0001$; error bar + SEMs. Right: Amount of GDNF produced in vivo. In vivo evaluation also revealed a significantly higher amount of GDNF in the groups that received adult and embryonic GDNF-transfected cells than in both groups receiving GFP-transfected cells. There was no statistical difference, however, between the GDNF- or GFP-transfected groups. **$p<0.0001$; error bar + SEMs.

　Fig. 3の左と右は同じ群別になっているが数値の絶対量が異なっています。まずは，説明文を読んでみましょう。左はin vitroのデータ，右はin vivoのデータであることがわかります。つまり左は培養での結果，右は移植を受けた動物での結果ということになります。また，この図ではバーの高さの差が明らかですが，それほど見た目の差が明らかでない場合は，**のマークがついているバーに注目すると，有意差があることを示しているのでスムースに読めます。

　Fig. 3では，GDNFの群とGFPの群に常に差があります。GDNFはglial cell line-derived neurotrophic factorであり重要な神経栄養因子ですが，GFPはgreen fluorescent protein，即ち単に蛍光色素を発するだけの蛋白であり，対照（コントロール）として用いられているのです。

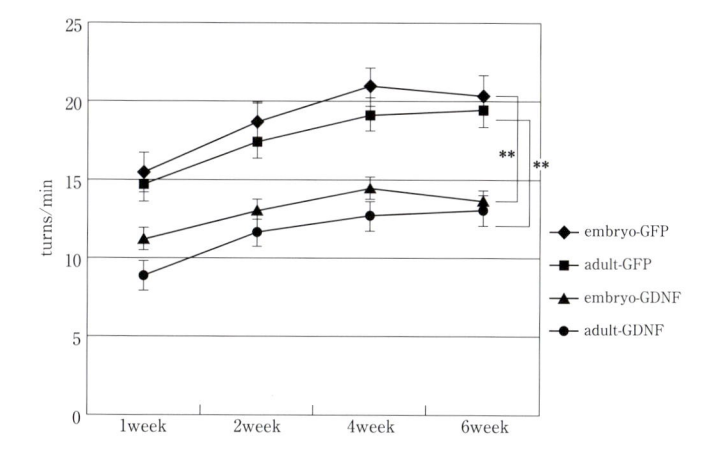

FIG. 4. Graph of the time course of the amphetamine-induced rotational behavior in rats with 6-OHDA-induced loss of dopaminergic neurons. There was a statistically significant reduction in amphetamine-induced rotations in animals implanted with GDNFtransfected cells (adult and embryonic) compared with animals that received GFP-transfected cells. Data are shown as means ± SEMs expressed as rotation numbers; 6 animals/group. ** $p<0.01$.

　Fig. 4では**折線グラフ**が使用されています。この場合は，何かの**経時的変化を比較している**のが普通です。そこで横軸を見ると週数が書いてあって，縦軸にはturns/minとなっているので，対象となる動物の1分間の回転運動を6週まで追跡しその変化を群ごとに比較検討したデータとわかります。

　**に注目すると，embryo-GFPとembryo-GDNFおよびadult-GFPとadult-GDNFの間に有意差があることがわかります。すなわち，Fig. 3と同様，GFP群とGDNF群に有意差があるわけです。

　用語としては，経時的変化はtime courseと表現されています。また，6-OHDAがドパミン神経系に対する神経毒であることは，6-OHDA-induced loss of dopaminergic neuronsと書いてあることでわかります。**統計学的に有意差がある場合，statistically significant**がよく使われます。

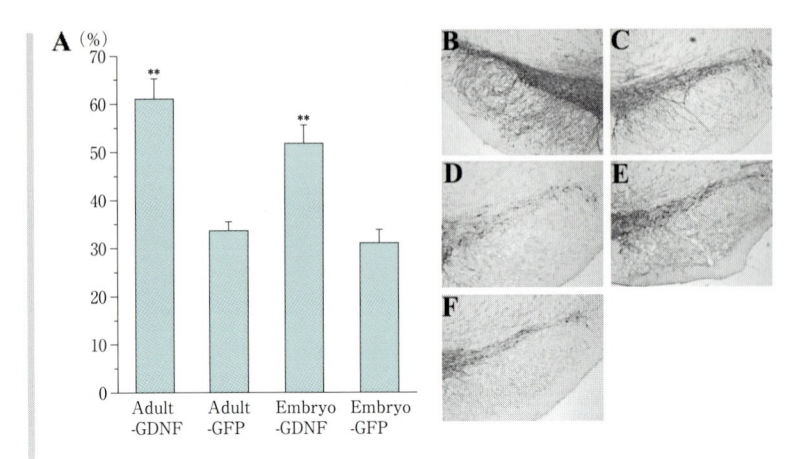

FIG. 5. A: ❶Bar graph showing the preservation of TH-positive neurons in the host SNC. ❷Adult and embryonic GDNF transplantation induced a greater preservation of these neurons and had more neuroprotective effects in vivo than adult and embryonic GFP cell transplantation. ❸On the other hand, there was no statistical difference between adult and embryonic GDNF groups or between adult and embryonic GFP groups. ❹Data are shown as means ± SEMs expressed as percentages of the contralateral side. **$p<0.0001$. B-F: Photomicrographs. Staining for TH in the SNC on the nonlesioned side (B), adult GDNF (C), adult GFP (D), embryonic GDNF (E), and embryonic GFP (F) are shown.

　Fig. 5では棒グラフと組織の図の両方が並べて掲載されており，通常，**棒グラフで記載されている内容が組織に反映されている**と考えるべきです。

❶左の棒グラフはTH（tyrosine hydroxylase，チロシン水酸化酵素：通常ドパミンニューロンを表すのに使用される免疫染色法）陽性のニューロンがSNC（substantia nigra pars compacta，黒質緻密部：ドパミンニューロンが存在する部位）においてどれだけ温存されているかのパーセントを示します。

❷**に注目すると，GDNF群がGFP群よりadultの場合もembryoの場合もより高値でありin vivoの実験でもGDNF群に神経保護効果があることがわかります。

❸GDNF群ではGFP群より効果があるのですが，GDNF群を形成するadult-GDNF群とembryo-GDNF群の間には有意差がありません。これは，神経幹細胞をadultからとってきてもembryoからとってきてもGDNF遺伝子を導入すれば同様の効果が期待できることを示している点で重要です。

❹これらのグラフデータはBからFまでの組織像と一致しています。

3 本論文のMaterials and MethodsおよびResultsから学ぶこと

　細胞生物学的論文の一例を挙げましたが，本論文は①in vitro studyで示されたことをin vivo studyでも証明している，②分析方法が，組織学的分析方法，生化学的分析方法，行動学的分析方法，と多岐にわたっている，③Materials and MethodsとResultsともsubheadingsに分かれており，これらがどう対応しているかを比べながら読む習慣をつけるのに好都合，などの特徴があります。

（伊達　勲）

5 Materials and MethodsとResultsの読み方
2 臨床化学的論文

3つの心得
- 研究内容に応じて具体的に記載される研究方法を確認しよう。
- Materials and MethodsとResultsの対比に注目しよう。
- 図表とその説明文に目を通し，著者が強調したいポイントを読み取ろう。

1 Materials and Methods（対象および方法）

まず構成を確認する

　本項で取り上げるのは，人の血液粘度および凝固・線溶パラメータについて薬剤を加えた前後の変化を調べた論文です。

　まずMaterials and Methodsですが，総論でも記載した通り，4つの小見出しに分かれています。

最初の小見出し："研究材料"

> **Materials and methods**
> **Samples**
> ❶Blood samples were slowly withdrawn from the cubital veins of 20 healthy male volunteers between 9 and 11 a.m. using 21-gauge needles and examined without anticoagulants.　❷The volunteers were of normal weight, aged between 20 and 23 y and did not smoke cigarettes.　❸All provided written informed consent to participate in the study.

> ❷は❶の補助文であり，被験者についての補足を行っています。すなわち「標準体重の20～23歳，非喫煙者」と記されています。前記の「健常者」という情報をさらに具体化するためにこれらの補足をしていますが，肥満度，年齢，喫煙の有無等も血液凝固・線溶パラメータに影響を及ぼすことからの配慮です。

> **本項で取り上げる論文**
> **Changes in blood viscosiy with the recombinant tissue plasminogen activator alteplase.**
> Hitosugi M, Omura K, Yufu T, Kido M, Niwa M, Nagai T, Tokudome S.
> Department of Legal Medicine, Dokkyo Medical University School of Medicine, 880 Kita-kobayashi, Mibu, Shimotsuga, Tochigi 321-0293, Japan.
> Thromb Res. 2007;120(3):447-50.

　研究対象は人由来の血液です。したがって，これがどのように得られたかが記されています。

> ❶血液レオロジーに関する研究では，採血時に赤血球を破壊しないように注意する必要があります。また，血液凝固・線溶パラメータでは，その値に日内変動があること，疾患患者では異常値を示すこと，性差があることなども指摘されています。したがって，「血液は午前9時から11時の間に，20名の健常男性被験者の肘静脈から，21ゲージの注射針を用いて緩徐に採取された」と詳細に記載されています。このように**研究内容に応じて一部が具体的に記載される**ことがあります。
> さらに，その後に"examined without anticoagulants"とありますが，主語は"Blood samples"であり，採取後の血液に抗凝固薬も添加されずに，その後の諸計測が行われたことを示しています。
> 通常，ルーチンワークでは採血後の血液に抗凝固薬（凝固阻止薬）が添加されるため，あえて，そうではないことを説明しています。

> ❸この文は**倫理的配慮についての記載**です。"Written informed consent"という言い方は「書面によるインフォームド・コンセントを得た」ことを意味しています。インフォームド・コンセントは口頭で得ることでも成立します。しかし，臨床現場で比較的大きな侵襲を伴う検査や治療を行うときは，患者から書面でインフォームド・コンセントを得ることが慣習になっています。また治験では書面でインフォームド・コンセントを得なければならないことが法で定められています（薬事法）。
> 本文では"All (volunteers) provided..."とvolunteersが省略されていますが，「本研究に参加するにあたり，被験者から書面によるインフォームド・コンセントを得た」と訳されます。

2番目の小見出し："血液粘度とヘマトクリットの測定"

Measurement of BV and hematocrit

❹Powdered alteplase (24,000,000 IU; Mitsubishi Pharma, Osaka, Japan), was diluted with 24, 48, 120, or 240 ml of saline and then 30 ml of each concentration was gently mixed with 3 ml of blood by inversion. ❺The final concentrations of alteplase were adjusted to 1000, 2000, 5000, and 10,000 IU/ml. ❻Control blood samples contained normal saline instead of alteplase. ❼The mixture was gently poured into a bottle incubated at 37℃ and then BV was determined using an oscillation viscometer (Viscomate VM-1G, Yamaichi Electronics, Osaka, Japan).

　ここは前記のMaterialsに引き続くMethodsです。すなわち，採取された血液を用いて，さまざまな処理・測定が行われる過程を示しています。後に続く小見出し"線溶パラメータの測定"と対になります。

❺以上の過程により，アルテプラーゼ濃度が異なる血液の検体が準備され，改めてこの濃度を確認しています。「アルテプラーゼの最終濃度は血液1mlあたり1,000，2,000，5,000，10,000単位である。」

❻測定値は対照（コントロール）と比較されます。本論文ではアルテプラーゼの代わりに生理食塩水を加えて，これをnegative control（陰性対照）としています。

❼次に血液粘度を測定する過程に入ります。この文章は主文であり，まず血液粘度を測定したことを簡潔に述べています。どのように測定されたかは以下で7文にわたり詳細に記されています。したがって以下7文は補助文と考えてよいでしょう。
　"The mixture"とは，薬剤が添加された血液です。「37℃に加温された管にゆっくりと注ぎ，振動式粘度計を用いて血液粘度を測定した。」と記されています。前述のように機器の一般名の後に販売されている商品名（大文字），製造会社名，所在地が付記されています。

> ❹ "powdered alteplase" 粉末のアルテプラーゼという薬品名が出ています。アルテプラーゼは血栓溶解薬(組織プラスミノーゲンアクチベータ)の一つです。小文字で示されています。カッコ内には濃度に相当する単位が記され,また,製造会社と所在地が続いています。
> 本論文ではこの薬剤を血液に添加した前後におけるさまざまなパラメータの変化を調べています。したがって,どのように検体が処理されたかという具体的記載は研究を追試するうえでも必要です。
> 「アルテプラーゼ2400万単位の粉末を,それぞれ24ml, 48ml, 120ml, 240mlの生理食塩水で溶解した。そしてそれぞれの30mlを3mlの血液に静かに添加し,そして転倒混和した。」
> "gently mixed" や "by inversion" などは血液中の血球を破壊しないようにする配慮ですが,血液レオロジーに関する論文では必要な記載事項です。分野に応じて一部の記載が具体化されることは前述の通りです。

なお,本論文における血液粘度測定法は既存の工業用振動式粘度計を利用し,人の血液が測定できるようにアレンジされたものです。測定法は著者らによって考案されたものですが,多くの人に知られている有名な方法とは言い難いです。

既報論文でこの方法や一部の成果等が報告されているので著者も参考文献11を引用して「この方法によって血液粘度の経時変化が明らかになり,凝固・線溶能を推定することができる」と述べています。

よく知られた方法であれば,文献を引用して方法を「○○らの方法により」と簡略記載することができますが,あまり知られていない方法の場合は本論文のように読者にわかりやすく説明する方がよいのです。

❽The viscometer includes a titanium probe that periodically vibrates around an axis at 500 Hz. ❾When the probe is immersed in blood, the resistance (viscosity) reduces the amplitude of the vibration. ❿A piezoelectric accelerating sensor detects changes in amplitude as changes in angular acceleration. ⓫Therefore, BV can be measured at shear rates of 400 to 500 per second. ⓬This system can be used to examine changes in BV over time

> ❽〜❾血液粘度測定装置の原理についての説明。

> ⓫得られたデータの説明,すなわち「最終的にずり速度400〜500/秒における血液粘度が測定できる。」

per second. ⑫This system can be used to examine changes in BV over time and to estimate coagulatory or fibrinolytic activity [11]. ⑬Because BV is almost constant at a high shear rate and anticoagulants were not included, BV was determined immediately and accurately. ⑭The viscometer was regularly adjusted with water and standard JS 2.5, JS 20, JS 50, JS 200 and JS 1000 solutions for accurate comparisons. ⑮Five samples containing each concentration of alteplase and four control samples were analyzed.

⑫この方法の特徴を説明。「血液粘度の経時変化が明らかになり，凝固・線溶能を測定することができる。」

⑬方法の信頼性や利点についての補足。「高ずり速度領域では，ずり速度が多少変化しても血液粘度は一定であるといわれている。したがってずり速度400〜500/秒領域で測定する本装置では正確に血液粘度を測定できる。また採血後の血液に抗凝固薬が添加されていないので，迅速かつ正確に血液粘度を測定できる。」

⑭「この粘度計は定期的に標準液で校正を行っている。」（すなわち，信頼性が高い）

⑮「各濃度につき5検体，対照（薬剤の代わりに生理食塩水を添加したもの）4検体を測定した。」

　この部分は測定装置について詳細に記していますが，装置の原理→どのような条件で何を測定したか→結果がどのような時に役立つか，を述べ，さらに信頼性が高いことも付言しています。

⑯Hematocrit was determined immediately after centrifugation of capillary tubes at 12,000 rpm for 5 min (Hematocrit Roter KH-120, Kubota, Tokyo, Japan).

　小見出しで「血液粘度とヘマトクリットの測定」と記されていましたが，後半のヘマトクリットの測定について1行で述べられています。
　ヘマトクリットとは赤血球と全血の容積比ですが，広く日常臨床で知られた検査項目です。その測定法は複数ありますが，いずれも簡潔に示すだけで読者の理解は得られやすく，個々の方法も成書に記載されています。今回は毛細管法であり，微量の血

液を毛細管にとり，それを専用の遠心器で5分間遠心分離します。したがって，「ヘマトクリットは毛細管にとった血液を12,000回転で5分間遠心した後に直ちに測定された」という記載になっています。

なお遠心器についても同様に，商品名（大文字），製造会社名，所在地がカッコ内に付記されています。

3番目の小見出し：" 線溶パラメータの測定"

Measurement of fibrinolytic parameters

❶The concentrations of fibrinogen, fibrin monomer, and d-dimer were measured in blood samples before and after mixing with 30 ml alteplase (final concentration, 1000 IU/ml) as described above. ❷Control blood samples contained normal saline and 2.0 IU/ml of heparin sodium (Aventis Pharma Japan, Tokyo, Japan).

前の小見出しと並列になっています。すなわち，採取した血液を用いてこれらのパラメータを測定する方法が記載されています。

❶「前項までに記した方法で，30mlのアルテプラーゼを加える（最終濃度が血液1mlあたり1,000IUに調整した）。前と後で血液中のフィブリノーゲン，フィブリンモノマー，d-ダイマーの濃度を測定した。」
これが主文であり，以下，この項はこれらの測定法について詳細に記されています。

❷対照として2種の薬剤が挙げられています。すなわち，生理食塩水（**陰性対照**：血液は凝固してフィブリンが形成される）とヘパリンナトリウム（**陽性対照**：ヘパリンナトリウムの抗凝固作用によって血液は凝固せず，したがってフィブリンも形成されない）を混じた血液を用いています。
ヘパリンナトリウムは一般名であり，カッコ内に製造会社名，所在地が付記されています。

⓳Blood samples containing drugs or saline were mixed by inversion in glass tubes and incubated at 37℃. ⓴Ten minutes after the blood samples were collected, 0.3 ml of sodium citrate (0.11 M) was added and fibrinolytic parameters were examined. ㉑However, blood samples containing normal saline were examined at 8 min after collection as they tended to coagulate sooner. Levels of fibrinogen were determined using the thrombin-time method; ㉒D-dimer was measured using an enhanced microlatex immunoassay (Diagnostica Stago STA Liatest D-Di); fibrin monomer was measured using a latex immunoassay with the specific antibody, F405.

　アルテプラーゼを添加前後（対照として生理食塩水とヘパリンナトリウム添加）の血液を用いて測定しています。

　添加前については詳細な記載がなくても理解できますが，薬剤添加後はどのように処理して測定に至ったかについて詳細な記載が求められます。ここで⓳〜㉑の文でその過程を示しています。

> ⓳〜㉑「試験管内で薬剤または生理食塩水を添加した血液を転倒混和して37℃に加温した。採血から10分後に反応を停止するために0.11Mクエン酸0.3mlが加えられた。なお生理食塩水を添加した血液は凝固が進行する（フィブリンが生成し血液採取が困難になる）ので8分で反応を停止した。」

> ㉒その後，それぞれのパラメータを測定した方法が記載されていますが，必要に応じて用いられた試薬や抗体が明記されています。

4番目の小見出し："統計解析"

> Paired BV data from the experiment with rt-PA were obtained before and after adding alteplase to one blood sample. We used the Wilcoxon test to compare BV values before and after alteplase-induced fibrinolysis. We applied the Mann-Whitney test to compare the values of fibrinolytic parameters before and after adding alteplase to unpaired samples.

　本論文で用いられた統計学的手法が記載されています。もちろんこれらは確立された方法であるので，方法名を記すだけで詳細は省かれます。

　今回は複数の手法が用いられているので，どのデータに対してどの方法が用いられたか，簡単にその理由とあわせて記されています。

　統計解析の対象となったデータは大きく分けて2つです。

　①同一サンプルにおいてアルテプラーゼ添加前後の血液粘度が比較されました。これらは同じサンプルであるので，比較するときは対応があります。すなわち，paired sampesとなります。したがって**対応がある2群の差を比較する検定の一つであるWilcoxon test**が用いられました。

　②一方，採取されたいくつかの血液を2群に分けて，一方では薬剤を加えず，直ちに線溶パラメータが測定され，もう一方では薬剤（生理食塩水）添加後に線溶パラメータが測定されました。

　両群ともに同様の条件にありますが，個々の検体は同一でないため，対応がない検体（unpaired samples）となります。したがって**対応がない2群の差を比較する検定の一つであるMann-Whitney test**が用いられました。

　このような内容がわかりやすく記載されています。

2 Results（結果）

まず構成をみる

　Changes in BV（血液粘度の変化），Changes in fibrinolytic parameters（線溶パラメータの変化）という小見出しは，それぞれMaterials and Methodsの小見出しに対応しています．したがって**本論文はMaterials and Methodsで示された順序でResultsが記載されている**ことになります．

次に図表をみる

　前述のように図表には著者が強調したい重要な結果が記されています．また**説明文を読むだけで図表の内容が理解できるようになっています**．したがって，まず図表からみていきましょう．

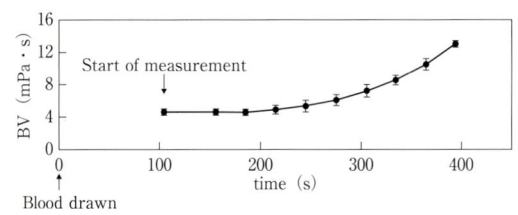

Figure 1 Time course of BV in control blood samples.
Symbols represent mean ± standard deviation （$n = 4$）

図1　対照（生理食塩水添加）血液における粘度の経時変化
　　記号は血液粘度の平均 ± 標準偏差を示す．（n = 4）

　X軸は採血時からの時間を示し，Y軸は血液粘度の値を示しています．一定時間のプラトー相の後，血液粘度が急増するのがわかります．
［血液が徐々に凝固していくからでしょう．図をみただけでこのような理解は可能です．］

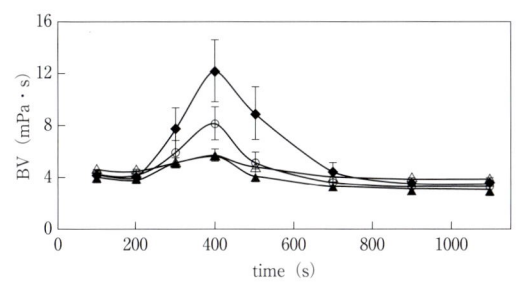

Figure 2 Time course of BV with all tested concentrations of rt-PA. Closed diamonds, 1000 IU/ml of rt-PA; open circles, 2000 IU/ml of rt-PA; closed triangles, 5000 IU/ml of rt-PA; open diamonds, 10,000 IU/ml of rt-PA.

図2　種々の濃度のアルテプラーゼ（rt-PA）添加時における血液粘度の経時変化
◆ 1000 IU/ml, ○ 2000 IU/ml, ▲ 5000 IU/ml, ◇ 10000 IU/ml
［各記号が何を示すかの注釈です。記号が英語で記載されています。］

　図2は，図1と対比されているのが明らか。すなわち図1が対照群の血液粘度変化であるのに対して，図2ではアルテプラーゼを添加した検体の血液粘度変化です。図1と対比してみると，明らかにパターンが異なります（いったん上昇して下降する山型のパターン）。さらに，濃度によって尖部（すなわち最高血液粘度）の値が異なり，特にアルテプラーゼ濃度が低いほど最高値は高くなっています。

　このような変化は図に示すと一目瞭然です。また対照群の図を一緒に掲載することで，より読者の理解が深まるというわけです。

　図をみた後に当該文章に戻りましょう。

最初の小見出し："血液粘度の変化"

Results
Changes in BV

❶We started to measure BV at about 100 s after venipuncture. ❷The BV reached a plateau in control blood samples that lasted for about 2 min, then obviously increased (reflecting progression of the coagulation cascade) and subsequently a clot was formed (Fig. 1). ❸Thereafter, the BV was saturated at a high level because of massive clot formation. ❹Fig. 2 shows the time course of changes in BV after adding various concentrations of alteplase. ❺The BV of the blood immediately after withdrawal was almost constant (4.3±0.3 mPa·s) when the hematocrit was almost constant (45.0%±1.4%). ❻The BV first obviously increased as in untreated blood, but then peaked and clearly decreased, reflecting the start of alteplase-induced plasmin fibrinolysis (Fig. 2). ❼The BV subsequently stabilized at 3.4±0.3 mPa·s (n=20), which was significantly lower than the initial value (4.3±0.3 mPa·s) immediately after adding alteplase (p<0.01). ❽At higher concentrations of alteplase, BV peaked at lower levels, indicating the earlier onset of alteplase-induced fibrinolysis.

❹〜❽の文は図2に関する説明です。具体的に数値を示しながら重要なポイント4つが記されています。

❺「採血直後の血液粘度であるが，ヘマトクリット値がほとんど同じ（45.0%±1.4%）という条件のもとで，ほぼ同様の値であった（4.3±0.3mPa·s）。

❻「血液粘度はまず上昇するが，これは対照と同様のパターンである。しかしピークに達した後に速やかに低下していくが，これはアルテプラーゼによって放出されたプラスミンの線溶作用による。」

❼「最終的にどの濃度のアルテプラーゼ添加血液においても血液粘度は3.4±0.3mPa·sに収束した（n=20）。これは初期値（採血直後の血液粘度）よりも有意に低下していた（p<0.01）。」

❽「添加したアルテプラーゼの濃度が高いほど血液粘度のピーク値は低く，これはすなわちアルテプラーゼによる線溶がより早期に生じていたことを示す。」

❶〜❸の文は図1に関する説明です。
「血液粘度の測定は，採血時に注射針を刺入して約100秒後から始めた．約2分間，血液粘度は一定値をとり，その後明らかに上昇した．[これは，血液凝固過程が進行していることを表しています．]そして凝固血塊が形成された（図1）．」

以上のように**図に重要な結果を示し，かつポイントのみがResultsで示されている**のが特徴です．

2番目の小見出し："線溶パラメータの変化"

Table 1 Changes in values of fibrinogen, fibrin monomer, and D-dimer before and after adding agents (*statistically significant; $p<0.01$)

		Fbg (mg/dl)	FM (mg/ml)	D-dimer (mg/ml)
Control	Before	241.6 ± 24.2	5.5 ± 0.5	0.2 ± 0.1
	After	152.4 ± 11.8*	96.5 ± 8.8*	1.3 ± 1.1
Heparin	Before	229.4 ± 26.5	3.2 ± 0.7	0.2 ± 0.1
	After	230.8 ± 19.1	3.2 ± 0.8	0.3 ± 0.2
Alteplase	Before	243.0 ± 48.1	5.4 ± 0.8	0.2 ± 0.1
	After	<10*	151.6 ± 20.7*	>80*

Fbg: fibrinogen; FM: fibrin monomer.

表1　薬剤を添加する前後におけるフィブリノーゲン，フィブリンモノマー，D-ダイマー値の変化
(*印は統計学的に有意．$p<0.01$)

最初の小見出し同様に，まず結果の表から見ていきましょう．

それぞれの条件，すなわち血液に生理食塩水，ヘパリン，アルテプラーゼを添加した前後におけるフィブリノーゲン，フィブリンモノマー，D-ダイマーの値が示されています．このように**表にすることによって数値の比較が容易になります**．

さて，表をみたうえで本文に戻りましょう．

Changes in fibrinolytic parameters

⑨Table 1 shows the results of the analysis of fibrinolytic parameters as means ± standard deviation. ⑩Fibrinogen levels in control blood containing saline significantly decreased from 241.6 ± 24.2 to 152.4 ± 11.8 mg/dl due to fibrinogen consumption to form fibrin. ⑪Levels of fibrin monomer significantly increased from 5.5 ± 0.5 to 96.5 ± 8.8 (mg/ml). ⑫Heparin did not significantly change the levels of fibrinogen, fibrin monomer and D-dimer because of its antithrombotic effects. ⑬Alteplase (1000 IU/ml) significantly increased D-dimer levels to over 80 mg/ml and decreased fibrinogen levels to below 10 mg/dl due to its fibrinolytic effects. ⑭We compared the findings with those obtained from control blood samples and 480 s after collection because the values of fibrinogen tended to decrease whereas those of fibrin monomer increased with progression of the coagulation cascade. However, we feel that this did not interfere with our conclusions.

⑩⑪まず対照について,「対照(生理食塩水添加血液)で,フィブリノーゲンの値が低下したのは,フィブリンを生成するためにフィブリノーゲンが消費されたことによる。」「それによってフィブリンモノマーが増加している。」

⑫ヘパリンについて,「ヘパリン添加血液では,それぞれのパラメータの値はほとんど変化しなかった。これは,ヘパリンの抗凝固作用に起因する。」

⑬アルテプラーゼについて,「アルテプラーゼ添加血液では,D-ダイマーの値が増加し,フィブリノーゲンの値が低下している。これはアルテプラーゼの線溶作用による。」

そして補足の記載があります。⑭「対照群の検査値は採血から480秒(8分)後に得られたもので,その他は10分後の検査値である。この2分の差がありながら比較を行っているが,結論に大きな影響を及ぼさない」という内容です。

> ❾では表の数値が平均値±標準偏差であることを補足しています。以下の❿～⓭の文では表の中で各薬剤ごとに検査パラメータの変化をまとめて記していますが，ポイントのみが記載されています。

　以上のようにMaterials and MethodsとResultsは対になっています。まず図表を読んだうえで本文を読めば，速やかに理解することができます。著者が強調したいポイントが何かを読みとれれば，後に続くDiscussion（考察）を十分に理解できます。

（一杉正仁）

Column: インフォームド・コンセント

　インフォームド・コンセントとは，十分な説明を受け，これを理解したうえで同意することです。例えば，患者さんの病状について説明するとき，疾病の病態生理やその予後はもちろんのこと，考えられる治療法，それらのriskとbenefitを提示することも重要です。インフォームド・コンセントで重要なことは，これらの情報提供が正確に行われた後に，患者さんによる自己決定を保障することです。すなわち，医師が医学という専門的判断について治療方針をわかりやすく説明し，そして患者さんがみずからの生活観・価値観に基づいて同意する過程で最大限に患者さんの自己決定権が尊重されていることが望ましいのです。臨床現場に参加するすべてのスタッフがこのインフォームド・コンセントの基本概念を忠実に守らなければなりません。このことは医療法第一条の四に，「医師，歯科医師，薬剤師，看護師その他の医療の担い手は，医療を提供するに当たり適切な説明を行い，医療を受ける者の理解を得るよう努めなければならない」と記載されています。

　例外的に，インフォームド・コンセントを得なくても良いと考えられるのは，緊急時や他の法律で定められた事項に該当するときです。前者には，意識不明の患者さんに対する救急・応急処置が該当し，家族に説明したうえで同意を得る時間的余裕がない場合は省略できることになります。後者には精神保健福祉法，感染症予防などに則って行われている届け出などが相当します。

　近年，終末期医療の問題が浮上していますが，末期状態にある患者さんに対するインフォームド・コンセントの原則が十分には確立されていません。すなわち，判断能力のない患者の生命維持装置を停止するような，いわゆる尊厳死の問題は，患者さんの推定的意思あるいは患者さんにとって最善の利益を前提に，施設内倫理審査委員会などで決定されるべきでしょう。

（一杉正仁）

# 5 Materials and MethodsとResultsの読み方
3 症例報告

3つの心得
- 短いタイトルから疾患の特徴を把握しよう。
- 症例の特徴や何が特異的なのかをまず読み取ろう。
- LQQTSFAで症状を理解しよう。

　症例報告の読解のポイントは，まずタイトルは**通常30〜40字数程度以内になっているので，running tirle（欄外見出し）のような短いタイトル**となり，これは原著論文のときのfull title（長いタイトル）と異なります。通常，症例報告ではkey wordsの設定はありません。

1 Introduction（緒言）

　❶Cardiac myxoma is known to show a variety of clinical manifestations such as obstructive effects, embolization, valve regurgitation, arrhythmias, and "constitutional disturbance."[1] The constitutional disturbances in patients with myxoma include fever, anemia, weight loss, arthralgia, an increased erythrocyte sedimentation rate (ESR) and an increased serum protein level. The reason for these disturbances is as yet uncertain, but Hirano el al.[2] reported that cultured myxoma cells in vitro produce a certain lymphokine: interleukin-6 (IL-6), which stimulates the immunoregulatory system.　❷We report a patient with familial cardiac myxoma from the right ventricle

　症例の説明を始める前に，❶今回発表する疾患の特徴characterを述べ，❷なぜ自分の症例を発表するかthe reason，どこが興味ある所見かof interest，何が特異的かspecific，という理由が述べられます。
　そして，疾患の一般論general aspect（feature）が述べられ，次いでどの点が新しい発見newly discovered, newly experienced かが示されます。

本項で取り上げる論文
Increased serum interleukin-6 in cardiac myxoma.
Saji T, Yanagawa E, Matsuura H, Yamamoto S, Ishikita T, Matsuo N, Yoshirwara K, Takanashi Y.
Department of Pediatrics, Toho University School of Medicine, Japan.
Am Heart J. 1991 Aug;122(2):579-80.

demonstrating increased serum IL-6 levels, who had an increased ESR and increased immunoglobulin G and fibrinogen levels, as well as positive results of antinuclear antibody and indirect Coombs' tests. The involvement of unregulated IL-6 production in this patient's cardiac myxoma is discussed.

2 年齢，性別，主訴

❸This 11-year-old girl was admitted with a grade 2/6 systolic ejection murmur, which varied with change of position but was best heard in the second left intercostals space; moreover, she exhibited typical diastolic "tumor prop," spotty pigmentation on the lips, and constitutional disturbances including the following increases: ESR, 43 mm/hr (normal < 12 mm/1 hr) and immunoglobulin G, 1870 mg/dl (779 to 1456 mg/dl) and values in the upper-normal range for fibrinogen, 395 mg/dl (150 to 400 mg/dl) and haptoglobin, 319 mg/dl (130 to 327 mg/dl); as well as positive results of antinuclear antibody and indirect Coombs' tests.

❸本症例のProfileから始まっています。年齢11-year-old girlから始まり，主訴chief complaintが記載されます。時制はすべて過去形です。来院したのかadmitted with …，または搬送されたのかtransported with …が書かれます（…に主訴が入る）。

3 経過の説明

　例にはありませんが，来院するまで，もしくは搬送されるまでの経過が記載されることもあります。この数日間for several days，何時起こったかTwo days before, chest pain started …と表現します。

　症状の説明はすべて，LQQTSFAで行います。痛みを例にとると，

L：location	（痛い）場所
Q：quality	痛みの種類
Q：quantity	痛みの性質（describe the pain）
T：timing, from when?	何時から？　どんな時に
S：sequence or setting	経過は？　悪くなっている？　軽くなっている？
F：factors	増悪因子，aggravating factor or exacerbating factor, precipitating factor。軽快因子／改善因子はalleviating, ameliorating factor or mitigating factorといいます。

　「症状が無くなる，解決した」にはresolvedが使われます。症状が発症したdeveloped, 徴候がstarted，眼に見える所見・検査結果が発見されたfound，症状を指摘されたpointed out等が使われます。症状の程度は軽症mild, 中等症moderate, 重症severeです。

　A：associated manifestationsは随伴症状であり，「～を伴う」はassociated withと用いられています。

4 診察所見

　診察所見を示す場合には，Physical examination revealed…またはshowed that…が用いられます。Physical は日本語での"理学的な"ではなく，"身体的な"，"体の"診察所見という意味です。

5 検査所見

❹The chest roentgenogram showed no abnormalities and the ECG showed a normal sinus rhythm, normal axis deviation, and no atrial or ventricular hypertrophy. Two-dimensional echocardiography and nuclear magnetic resonance imaging (Fig. 1) demonstrated a solid mass attached to the right side of the interventricular septum below the pulmonary valve and moving in and out of the main pulmonary artery through the systole crossing the pulmonary valve.

　上記の例にはありませんが，血液検査blood test，血液算定（血算）complete blood counts（CBCと略す），左方移動はleft shiftで，白血球増多leukocytosis，顆粒球増多granulocytosis，好酸球増多eosinophilia,などが追加されています。検査が陽性であるときは，positive results of ... tests.といいます。

❹胸部レントゲン写真はchest roentogenogram showed …となります。心電図所見はthe ECG（electrocardiogram）ですが，口語の略ではEKGとなります。エコーは腹部ではabdominal ultrasound，心臓ではechocardiographyかtwo-dimensional ECHOとなります。血漿plasmaと血清serumを間違えないように。値が高いときは，titer was highとか，level was elevatedと書かれています。

6 診断名

❺Left and right atrial myxoma had been diagnosed in the patient's mother, and she had been operated on 3 years earlier.

❺"主治医が診断した"という主観的な表現ではなく，「ある疾患が診断された」は… was diagnosed.と表現されます。

7 治療経過

❻Complete tumorectomy was performed, and the resected tumor was 3.5 X 3.5 X 4.8cm in size.

❻「手術が行われた」は［surgery］was performed（またはunderwent）といいます（tumorectomy＝腫瘍摘出術）。異常な結果が術後に正常範囲に戻っていたら，Abnormal blood test results were also found to have normalized postoperativelyとなります。

8 その後の予後

❼Histopathologic findings showed the tumor tumor to be gelatinous and hemorrhagic, and miscroscopically the tumor consisted of myxomatous material with a basophilic ground substance and polygonal cells. The serum IL-6 level, detected by means of the enzyme-linked immunosorbent assay (ELISA) method with mouse anti-human IL-6 monoclonal antibody was high (12 pg/ml) preoperatively and decreased to normal (< 5 pg/ml) postoperatively. Abnormal blood test results were also found to have normalized postoperatively.

❼病理検査の結果がでたら，Histopathological examinationsまたはfindings showed，またはrevealedとなります。

退院したら，patient was discharged (from the hospital) とか，came out of the hospitalといいます。Be discharged within a few days. は「2〜3日以内に退院するでしょう」という意味です。Prognosis was good, excellent。まぁまぁならばfairでよいでしょう。

9 考察，一般論とその症例の特異的な部分

❽Primary cardiac tumors are rare in all pediatric age groups and are even less common in infants and children. ❾The general incidence was estimated to be 0.027% in a large series of pediatric autopsies reported by Nadas and Ellison.[3] Of all primary cardiac tumors, myxoma represents 50% of the cases in adults but only 5% of those in children. The first description of the association of fever, anemia, and increased ESR with cardiac myxoma was made by MacGregor and Cullen[4] in 1959. Goldman et al.[5] reported that approximately 30% to 60% of the patients with cardiac myxoma may show systemic inflammatory disease-like disturbances, which include pyrexia (41%), anemia (40%), elevated ESR (60%), weight loss (33%), and increased immunoglobulin levels (34%). These abnormalities usually disappear immediately after complete removal of the tumor. ❿Because of the variability of clinical manifestations, cardiac myxoma is sometimes not detected initially.[1] The reasons for this systemic reaction are uncertain, and some investigators have suggested that it is possibly the result of degenerative changes and substances produced in the tumor itself.

⓫Recent in-depth reports have emphasized that cultured cardiac myxoma cells in vitro produce IL-6.[2] IL-6 is a multifunctional cytokine released from both lymphoid and nonlymphoid cells.[6] It is known that IL-6 is a polypeptide mediator regulating the immune response, the acute-phase reaction, and hemopoiesis. Furthermore, unregulated production of IL-6 is involved in chronic inflammatory diseases, and IL-6 may be involved in certain clinical entities such as rheumatoid arthritis, psoriatic skin, mesangial proliferative glomerulonephritis, burns, and a variety of malignancies including multiple myeloma, uterine cervical carcinoma, and Lennert's T cell lymphoma.[7]

続いて，その疾患の一般論と，この疾患の特殊性の対比となります。

通常はその疾患の一般論general aspectとか，general point of viewとか，または単にgenerally，とされます。

> ❽Primary cardiac tumors are rare in all pediatric age groups and are even less common in infants. 心臓原発性の腫瘍，これは転移性metastaticと区別されます。Primaryに対応する言葉はsecondary二次的もしくは続発的と言います。小児では稀で，乳幼児ではより頻度が少なくなります。

> ❾一般頻度はgeneral incidence was estimated …～と予想される。

> ❿初期には発見されないnot detected initiallyと言います。

> ⓫熱心なとか，徹底的な，掘り下げたには，in depthが用いられています。

10 結語

❶②We conclude that systemic inflammatory disease-like manifestations in patients with cardiac myxoma may be attributed to increased serum levels of IL-6, which is produced and released by the tumor itself. ❶③This article appears to be the first documentation of increased serum IL-6 levels in a patient with cardiac myxoma and abnormal laboratory data.

> ❶②最後には，「こう結論する」と言う意味でwe conclude that〜としますが，この時は現在形です．考察もほとんどは現在形ですが，これまでに発表された論文を引用するときは，過去形でreportedとしています．

> ❶③この論文は何々を初めて証明したとか，初めて経験されたという時は，This article appears to be the first documentation of … in the／a patient with疾患名と，用いられています．

表1　症例報告の読み方手順

1）表題 title　著者 authors
2）抄録 abstract（症例報告にはない）
3）緒言（前置き）introduction
4）年齢，性別，主訴 patient profile
5）経過の説明 sequence of events
6）診察所見 physical examinations
7）検査所見 laboratory data
8）診断名 diagnosis
9）臨床経過 clinical course
10）その後の予後 prognosis
11）考察 discussions，一般論とその症例の特異的な部分
12）結語 conclusions
13）引用論文 References

（佐地　勉）

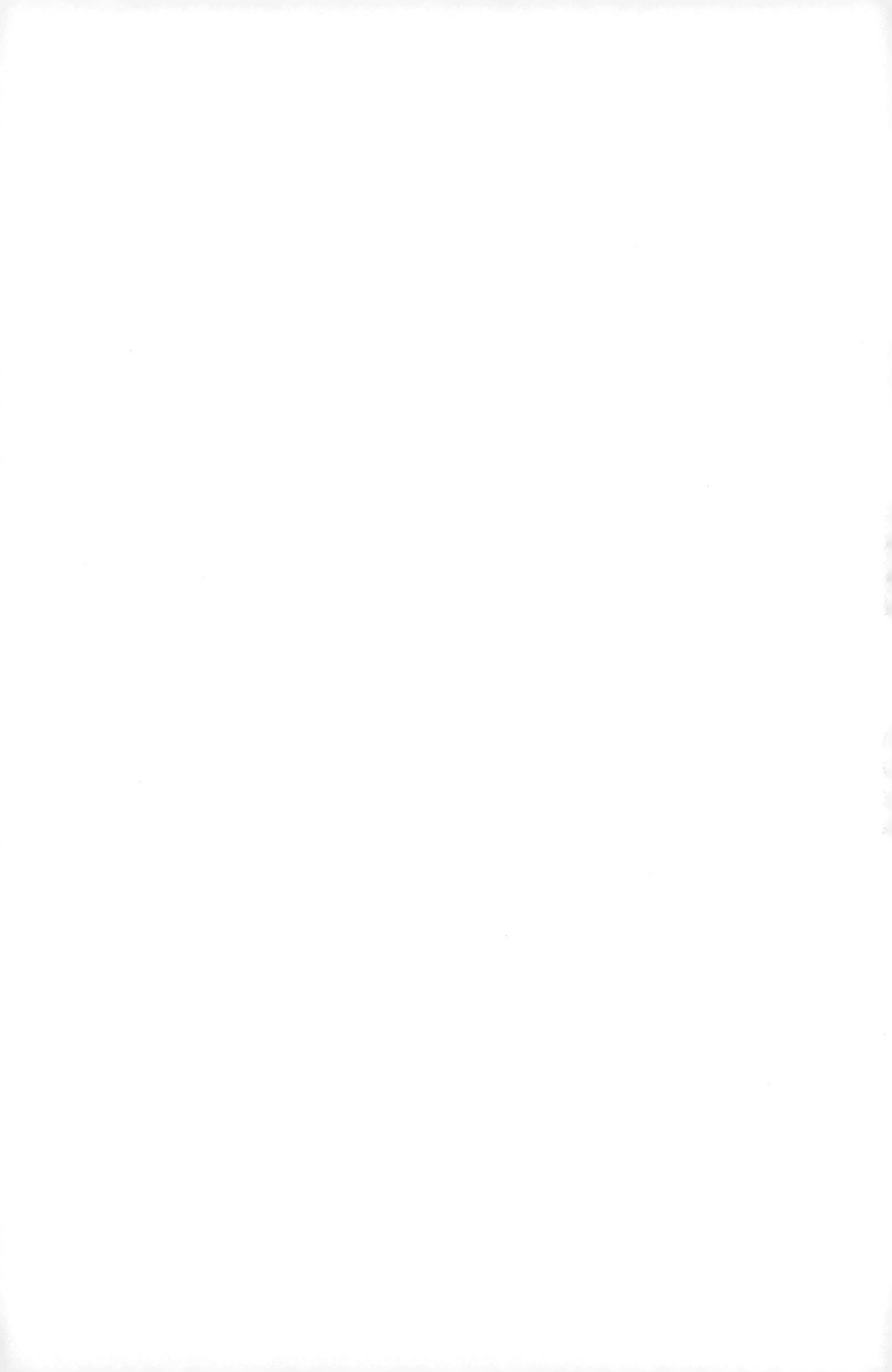

5
Materials and MethodsとResultsの読み方
4　臨床研究論文

3つの心得
- 研究対象とした標本集団を特徴づける因子を把握しよう。
- 対照群の選定条件に注意しよう。
- 批判的な視点で読み進むことを心がけよう。

1 概説

　Materials and Methods（対象および方法）およびResults（結果）は研究論文の最も重要な内容を含み，その論文の価値を決定づけると言っても過言ではありません。

Study Design（研究設定）

　まず研究設定を確認します。1施設での研究か多施設共同か，偽薬（placebo）を使ったか否か，無作為抽出か否か，囲い込み（cohort study）か横断的研究かなど，研究の大枠を把握しましょう。通常，ここで倫理的事項にも言及してあります。倫理審査の結果については，読者の立場では読み飛ばすことも多いと思われますが，逆に論文を執筆する立場になった際には必須事項です。臨床研究にあたっては通常，開始前に所属施設の倫理委員会の承認を受けておくべきで，条件を満たさないと投稿を受け付けてさえもらえません。

Patients（対象）

　臨床研究では対象は動物ではないのでPatientsないしSubjectsと表現されることが多いです。母集団と標本集団の関係を明確に意識しながら，その論文で**研究対象とした標本集団を特徴づける因子を把握**します。具体的には**選定／除外基準，人数，年齢，性別，疾患の重症度，基礎疾患の有無**などが該当します。大規模な研究で対象の選定・除外基準が複雑な場合には，フローチャートを利用してその論文の対象群を視覚的に示し，読者の理解を助けている場合もあります。

　多くの臨床的研究では，ある特定の条件に合致したグループを標本と同じ集団から

> **本項で取り上げる論文**
> Efficacy and limitations of continuous intravenous epoprostenol therapy for idiopathic pulmonary arterial hypertension in Japanese children.
> Nakayama T, Shimada H, Takatsuki S, Hoshida H, Ishikita T, Matsuura H, Saji T.
> The First Department of Pediatrics, Toho University School of Medicine, Tokyo, Japan.
> Circ J. 2007 Nov;71(11):1785-90.

系統的に選出し対照群とします。対照群は,研究者が注目する因子に暴露されていない群が選定され,Discussionの項で標本集団と対照群との差を論じることにより研究者の仮説を検証する作業が行われます。したがって,**対照群の選定条件や基礎疾患の有無によっては,結果の解釈がまるで異なったものになる**ので,時に**読者は批判的な視点を持って読み進むことも必要です**。

例えば,ある病院に急性心筋梗塞の診断で入院した患者の転帰を喫煙者と非喫煙者の2群に分け,喫煙の影響を検証した研究があるとしましょう。その研究で「喫煙者は非喫煙者に比べ統計学的に有意に生命予後が良い」という結果が出たとしても,喫煙が健康に良いという結論を鵜呑みにしてはなりません。もし対照群に比し喫煙者群が明らかに若ければ,心機能の点でも腎疾患や糖尿病など全身性合併症の点からも生命予後に与える影響は大きく,暴露条件=喫煙の有無によらず生命予後がよいかもしれないからです。もちろん,通常は編集委員会が選任した査読者がこのような誤謬を除外しているはずですが,読者は批判的に読みこなす姿勢を保つことが重要です。

Methods（方法）

Methodsでは,データ収集の方法とその内容や観察期間が記述されます。統計処理については検定方法と有意水準（p value）が簡潔に記載されます。通常,$p<0.05$を有意水準としますが,変数増減法（stepwise method）などの多変量解析で変数を投入する際に$p<0.10$を有意と定義している場合もあります。

なお,一流の雑誌などでは使用した統計ソフトを記述するよう求められる場合もあり,可能であればSPSS,SASなど世界的に信頼性の高いPCソフトを準備したいものです。投稿前に臨床統計学者の指導を受けることができれば理想的です。

Results（結果）

　Resultsでは，研究者が設定した仮説を検証するために必要不可欠な情報が，小見出しを利用して項目毎に整理して記述されています．文字だけでは冗長になるので，通常は図・表を駆使して説得力のある内容となっているはずです．**図表にはlegendと呼ばれる簡単な説明文が付随していて，本文を参照しなくても図の意味を理解しうる完結した内容であることが多い**です．邦文の論文では，legendは単に図中の凡例の説明だけに終始していることも珍しくないのは残念です．

　グラフで表示されている結果を確認する際に，各グラフの特性に注意して論文を読むことは，将来自分で論文を執筆する際に役立ちます．例えば**円グラフは各サブグループの占める割合を表現する**のに適しています．この性質を利用すれば，複数の円グラフを並べることにより各群の構成割合の比較が容易になりますが，各群の標本数の多寡を表現するには適しません．一方，**棒グラフは各群の標本数の違いを比較する**のに適していますが，積み上げ棒グラフを用いてもサブグループの構成率の比較が必ずしも直感的に行えません．一方，**折線グラフは横軸に時間をとることにより，観測値の経時的推移を印象づける**ことに適しています．

　統計処理の結果については，正規性分布を示すデータはStudent *t*-testを代表とするいわゆるパラメトリック検定が用いられ，平均値と標準偏差（SD）が記載されています．一方，非正規性分布のデータはMann-Whitney's U testで代表されるノンパラメトリック検定が用いられており，中央値と最大値，最小値が示されているはずです．図で示す際には，前者は平均値に加えエラーバーによりSDもしくは標準誤差SEが示されています．一方後者は，データをいわゆる**箱ヒゲ図（Box Plots）**で示されることが多いです（図1）．

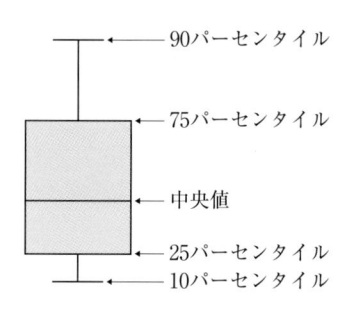

図1　箱ヒゲ図Box Plotsの概要

2 実際の論文から

Methods

> **Methods**
> ❶**Subjects**
> ❷The records of 31 consecutive patients with IPAH younger than 18 years of age who began IV epoprostenol at Toho University Omori Medical Center from January 1999 to June 2004 were retrospectively examined. ❸We excluded patients with persistent pulmonary hypertension of newborn or secondary PAH related to congenital heart defects.
>
> Subjects were divided into 2 groups according to the year during which epoprostenol treatment began - there were 17 patients in the early group (1999-2001) and 14 patients in the late group (2002-2004).

❶Subjectsという小見出しの元に研究対象について述べてあり，以下同様にTherapeutic Strategy，Clinical Follow-upなど小見出しを適宜用いてあります。このような工夫により，著者は項目毎に整理できるので執筆が容易になるだけでなく，読者にとっても内容が把握しやすくなるのです。

❷IPAHと略語が用いられていますが，Introductionではidiopathic pulmonary arterial hypertension（IPAH）などと定義してあります。例え心電図＝ECGなど**一般的な略語でも，本文中できちんと定義する**ことが一流の欧文誌では求められます。

❸ここでは対象を「18歳以下」，「静注epoprostenol投与」，「東邦大学医療センター大森病院で治療した特発性肺動脈性肺高血圧患者」「期間は1999年1月から2004年6月」など**選定条件を記載するとともに，除外条件も記載しています**。これらの短い記述から，新生児期発症の肺高血圧や先天性心疾患に合併する二次性肺高血圧は対象から除外し，小児期発症のIPAHという稀ではあるが均一な臨床的特徴を有する31症例を対象としていることが把握できます。

Therapeutic Strategy

❹IV epoprostenol was begun at a dosage of 0.5-2.0 ng・kg^{-1}・min^{-1}, and the dosage was increased by 0.5-1.0 ng・kg^{-1}・min^{-1} every 2 to 4 weeks. ❺During the chronic phase, once the cardiac index (CI) increased to 3.5L・min^{-1}・m^{-2} or the ratio of pulmonary to systemic vascular resistance (Rp/Rs) dropped below 0.5, the dose of epoprostenol was no longer increased and a maintenance dose was then administered continuously. Catecholamines or phosphodiesterase-III inhibitors were administered to World Health Organization (WHO) functional class IV patients, as an advanced therapy against cardiac failure. Other supportive therapies included home oxygen therapy, warfarin, diuretics, digoxin, and angiotensin-converting enzyme inhibitors. Beraprost sodium was discontinued when IV epoprostenol was started. This treatment policy changed in July 2003; that is, after approval from the ethical review board at the institution and obtaining written informed consent from all parents, we administered sildenafil as an additional therapy to 16 patients who had sustained high pulmonary arterial pressure (PAP).

Statistical Analysis

❻All data are expressed as the mean±SD. ❼Analysis of variance was used to compare each parameter after the start of continuous IV epoprostenol, and Scheffe's F-test was used as a multiple comparison test. Furthermore, multiple analysis of variance was used to compare the difference in epoprostenol dosage between the early and the late groups. The Kaplan - Meier method was used to calculate survival rates, and the Log-rank test was performed to compare survival rates between the 2 groups. ❽A value of p<0.05 was considered statistically significant.

❻〜❽これらの記述に続くStatistical analysisにおいては標本の代表値の表現方法についての❻簡単な説明と❼統計学的手法，❽有意水準について記載してあります。ここでは正規分布すると推定される数値データを❻「平均値±標準偏差」で記載する場合と，非正規分布をするデータの際には❾「中央値（最小値〜最大値）」（下記Results中）で記載する場合とに使い分けています。これらの統計用語や検定手法の英文記述については，比較的手頃に読める成書が出版されているので1冊手元に置いて参考にするとよいでしょう。

> ❹本論文で取り扱っているepoprostenolは，IPAH患者において投与条件や投与量，増量のプロトコールなど治療効果に影響することが知られています。そこで❺においてこれらの事項が詳述され，読者が適切に判断できる情報を提供しています。

Results

Results

Background Characteristics

As displayed in Table 1, 4 patients were infants, 18 were elementary school students, and 9 were attending junior high school or high school. The mean length of time from diagnosis of IPAH to initiation of continuous IV epoprostenol was 1.4 ± 2.0 years. Beraprost sodium was given to 22 patients (71%) until IV epoprostenol was begun. One 3-year-old boy had been taking sildenafil for 4 months before beginning IV epoprostenol. According to the WHO functional classification, 28 cases (91%) were classified as either class III or IV, and 3 cases (9%) were classified as class II. Two of these 3 patients had a history of sibling death, and the third had repeated syncope on exertion despite the long-term administration of medication, including the maximum dose of beraprost sodium. ❾Sildenafil treatment was started in 16 patients (age range 1.0-4.4 years) at an average of 2.7 ± 1.2 years after beginning IV epoprostenol, comprising 9 patients in the early group and 7 patients in the late group.

Outcome After Epoprostenol Therapy

Four patients died soon after starting treatment with IV epoprostenol (range 3-12 days after beginning therapy). Causes of death included a pulmonary hypertension crisis triggered by menstruation, anesthesia during insertion of a central venous catheter, and influenza infection. The remaining 27 patients were discharged from 8 to 198 days (median 39 days) after starting IV epoprostenol therapy. The average length of follow-up observation after the start of IV epoprostenol was 3.4 years (range 1.2-6.1 years), and 4 patients died as a result of heart failure or rapid exacerbation after developing hemoptysis at an average of 760 ± 214 days. One patient underwent a living donor lobar lung transplantation on day 737. Of the remaining 22 patients, 18 improved to functional class II, and 4 remained in functional class III. Among the 27 patients who were discharged from hospital after commencing IV epoprostenol therapy, the event-free rate from death or lung transplantation epoprostenol therapy, the event-free rate from death or lung transplantation after 1 year, 2 years and 3 years was 100%, 96.3%, and 79.4%, respectively, from the start of IV epoprostenol therapy (Fig 1).

Dosage of Epoprostenol

The average dose of epoprostenol at 3 months, 1 year, 2 years, and 3 years after the start of IV epoprostenol therapy was 5.8 ± 0.9, 15.7 ± 3.1, 22.0 ± 9.0 and 24.7 ± 6.7 ng・mg^{-1}・min^{-1}, respectively. Hence, on average, the dose of epoprostenol was kept constant from 2.0 years after the start of treatment. The epoprostenol dosage in the late group, to which sildenafil was added earlier, tended to be lower than that of the early group (Fig 2).

Plasma BNP Levels

Plasma BNP at 3 months, 1 year, and 2 years after the start of IV epoprostenol therapy was 187.0 ± 221.4, 86.6 ± 133.9 and 85.3 ± 206.1 pg/ml, respectively. Plasma BNP normalized (ie, <20 pg/ml) in 12 of 23 patients (52%) who were followed for at least 2 years ❿(Fig 3). Three of 4 patients who showed markedly elevated plasma BNP levels (ie, >1,000 pg/ml) died within 2 weeks after the start of IV epoprostenol therapy. With a cut-off level of 400 pg/ml BNP at the start of IV epoprostenol therapy, the survival rate for patients with levels above this cut-off was significantly lower than that of patients with levels below the cut-off (0.48 ± 0.15 vs 0.83 ± 0.10, respectively, $p<0.05$) ⓫(Fig 4). Moreover, 3 of 5 patients in whom levels of BNP remained high or increased died during the chronic phase. …（以下略）

Resultsの項でもMethodsと同様に項目毎に記述する工夫がなされ，各々の項目について平均値など適切な代表値が要領よく記載されています。また重要な結果は，読者にインパクトを与えるグラフを用いてlegendと共に掲載されています。例えば❿Fig.3では血漿BNPの経時的推移を折線グラフと標準誤差を示す縦線で表示し，⓫Fig.4ではいわゆる生存分析の手法を用いて「BNPの値により転帰が異なること」を明確に表現しています。なおFig.4において2群間の有意差検定にはLogrank検定が用いられていますが，原文にあるlog-rankは誤植であることを付記します。

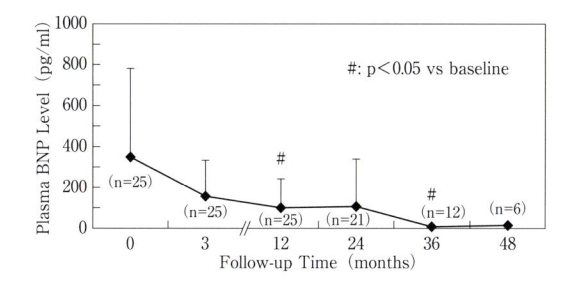

Fig 3. Levels of plasma brain natriuretic peptide (BNP) according to epoprostenol treatment. Plasma BNP decreased significantly after the start of epoprostenol therapy.

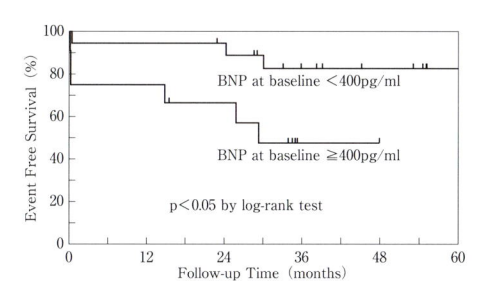

Fig 4. Kaplan-Meier analysis of event-free rates in the low plasma brain natriuretic peptide (BNP) (<400pg/ml) and high BNP (>400pg/ml) groups after epoprostenol treatment.

（松裏裕行）

5 Materials and MethodsとResultsの読み方
5　薬剤の臨床試験論文

3つの心得
- 臨床試験の目的に応じて，着眼すべき情報内容は異なります。
- 論文を読む目的に応じて，臨機応変に読み方を変えるべきです。
- 試験のなかで適正な条件設定がなされていることを確認しよう。

1 総論

　臨床試験とは，新しく開発された薬剤や医療機器，あるいは新しく編み出された治療方法などを，実際にヒトに対して実施する試験のことを言います。本項では，薬剤に特化した臨床試験に関する医学論文について紹介します。

　臨床試験は，幅広い目的で実施されます。新規の薬剤の製造販売の承認申請を目的として行われる臨床試験を，特に「治験」と呼びます。既に認可されている薬剤について，実施後の追跡調査を行うことによって効果を追認し，他の疾病や健康への影響を調べることも，臨床試験の一種です。薬剤の開発や承認申請といった，具体的な目的がなくとも，ヒトの持つ生理特性を調べるための基礎研究の一環として，ごく小規模で行われる臨床試験もあります。また，サプリメントや一般食品など，製造販売にあたって厚生労働省の認可を必要としない類のものであっても，効果効能等を確認するためにヒトに特別に摂取させたのであれば，それも臨床試験と呼ばれます。

　このように，一言に臨床試験と言っても，その目的や規模において多岐にわたる以上，そこで紹介される情報の種類が様々であることは言うまでもありません。**臨床試験の目的に応じて，論文中の Materials and MethodsやResultsの中で取り上げられる項目や体裁も変わるため，読み手として着眼すべき情報内容も自ずと変わってきます。**

　本項では，数ある臨床試験の中でも，特に治験に着目し，薬剤の開発ステージ別に，論文中に記載される情報を解説しましょう。

> **本項で取り上げる論文**
>
> **A phase I study of Triapine in combination with doxorubicin in patients with advanced solid tumors.**
> Schelman WR, Morgan-Meadows S, Marnocha R, Lee F, Eickhoff J, Huang W, Pomplun M, Jiang Z, Alberti D, Kolesar JM, Ivy P, Wilding G, Traynor AM.
> University of Wisconsin Paul P. Carbone Comprehensive Cancer Center, USA.
> Cancer Chemother Pharmacol. 2009 May;63(6):1147-56.

2 開発初期の臨床試験

Materials and Methods

薬剤の治験においては，第1段階として，健常男性による小規模な臨床試験を行い（これを「**第Ⅰ相試験 (Phase Ⅰ study)**」といいます），薬剤の吸収 (administration)・分布 (distribution)・代謝 (metabolism)・排泄 (excretion) といった（これら4つの頭文字を取って「ADME」と表現されることが多い），ヒト体内における基本的な挙動を精査するほか，おおまかな副作用の有無をチェックし，第Ⅱ相試験（Phase Ⅱ）での用量を設定することが必須プロセスです。このような試験においては，被験者は十数名程度とごく小数であることが多いです。このような初期段階の臨床試験を報告する医学論文のMaterials and Methodsに記載される情報として，以下のようなものが挙げられます。

▶被験物質の情報

臨床試験を扱うほとんどの医学論文において，Materials and Methods の冒頭で**被験物質の基礎情報**が記載されます。まず，被験物質名とその入手方法（メーカー名など）は必ず報告されます。また，被験物質の安定性 (stability) や純度に関して記載されることもあります。さらに，**実際の投与液等の調製方法**が記載されます。

▶被験者の情報

概して10名弱の成人の健常男性ボランティアが用いられていることが多いのですが，抗がん剤や，女性向けのホルモン製剤等の治験ではこの限りではありません。

▶投与試験の条件

投与試験の条件としては，投与経路 (route of administration)，投与量 (amount of dose)，投与回数，試験期間などが挙げられます。投与量は，多くの場合，被験者の体重または体表面積あたりの薬剤重量として表現されます。

▶検体の採取および分析条件

　薬剤の投与後は，何らかの検体が採取されます。たいてい，投与直後から24〜48時間後程度まで血液が採取され，前処理を経て血漿が調製されます。尿や便が採取されることもあります。また，薬剤の使用用途によっては，皮膚などの組織や，他の体液が採取されることもあります。
　これら**採取検体の前処理方法**や，**採取検体中の分析項目**は，ほぼ必ず記載されます。検体中の薬剤の濃度測定方法も，必ず記される項目の一つです。

　医学論文の内容に関わらず，その論文の概要を把握したいだけであれば，Materials and Methodsは全編を通じて最も「ななめ読み」をしても良い部分です。一方，その論文中の結論を導くにあたって用いられた試験条件に着眼するのであれば，Materials and Methodsは，全編の中で最も精読すべき場所でもあります。いずれにせよ，その**論文を読む目的に応じて，臨機応変に読み方を変えるべき**です。

Results

　次に，このような臨床初期段階における論文に記載されるResultsの情報について触れましょう。
　Resultsの中では，治験に参加した被験者の情報，検体から得られたデータ，治験中の所見等が広く報告されます。また，得られたデータは適当な統計処理へ供されます。被験者の検体を分析して得られた各種のデータは，臨床における薬剤の挙動を明確にするために，さまざまなパラメータやグラフへと落とし込まれることとなります。
　人における薬剤の基本特性を調べることが主たる目的である場合，その薬剤の薬物動態を示す種々のパラメータが算出されることが多いです。例えば，

- AUC（Area under Curve; 血中濃度曲線下面積）
- MRT（Mean residence time; 平均滞留時間）
- V_{dss}（Distribution volume; 分布容積）
- $t_{1/2}$（Half-life period; 半減期）
- CL_{tot}（Total clearance; 全身クリアランス）
- C_{max}（Maximum drug concentration; 最高血中濃度）
- T_{max}（Maximum drug concentration time; 最高血中濃度到達時間）

などです。これらのパラメータは，その性質上，相互に影響し合っているため，これらの値をざっと眺めた上で，**その薬剤の総合的な挙動をイメージする**ことが大切です。
　薬剤の体内挙動とは直接の関係を予見しなくとも，一般的な血中パラメータを調べた際には，その結果が記載されます。

さらに，初期の臨床試験においては，瑣末なパラメータのみならず，被験者の全身状況を広く観察することにより，副作用の有無などといった安全性も必ず確認されます。健常男性を用いた臨床試験では，急性かつ著明な副作用が見られないことを確認します。また，Phase II study以降において安全性の担保できる投与量を設定するために，投与量規制毒性（dose-limiting toxicity; DLT）や最大耐用量（maximum-tolerated dose; MTD，ただし抗がん剤について用いることが多い）を精査します。一方，少数であれ患者を用いた試験では，症状の改善などの薬理効果の有無や，薬剤が薬理作用を発揮する血液中濃度（薬力学：PKあるいはPDとも表現される）や，薬剤が副作用を示す血液中濃度との開き（window）を調べることがあります。

　上に述べた種々の結果は，tableの形で示されることが多いです。筆者は，Resultsの本文を読む前に，まずtable や graph，figureをざっと眺めることを習慣としています。それだけで，Results中に述べられる内容をおおよそ予想することが可能です。**データの概要をおおむね把握した後に本文を読むと，大幅に時間を短縮できることが多い**のです。

3 開発中〜後期の臨床試験

　治験のうち，第II相試験および第III相試験とよばれる臨床試験においては，その薬剤のターゲット疾患に罹患した被験者が試験に参加します。ここでは，薬剤の実際の効果効能や安全性が確認されるほか，適応疾患における用法・用量の検討，長期連続投与時における副作用の有無ならびに回復状況，他剤との併用時における効果および薬物間相互作用の有無の確認など，多岐にわたる項目が確認されます。

　これらの中でも，臨床試験を実施する側，すなわち薬剤のメーカー側にとって最も重要なことは，その薬剤の有するベネフィットを立証することです。「効く」ことが薬剤開発における肝であることは言うまでもありません。近年，研究開発活動の激化に伴い，ほとんどの治験薬は，創薬初期のシーズ段階から臨床試験入りまでの間に，数十億円単位の研究開発費と，10年近い年月を労しています。したがって，治験を実施する側は，その薬剤が効果を発揮すること，そして薬剤が安全であることを痛切に願っています。**読者は，これらのことを念頭に，常に批判的見地から論文を読むべきです。**

　薬剤のベネフィットを立証する目的で実施された臨床試験の場合，読者がMaterials and Methods において確認すべきなのは，その臨床試験が適正に行われたか否かです。したがって読者は，**試験のなかで下記のような条件設定がなされていることを必ず確認すべき**です。

- **適切な実施設備の選定**：GCP（Good Clinical Practice）に準拠していること。
- **クロス・オーバー（Cross-over study）の採用**：被験者が，数回の試験期間にわたり，薬剤と偽薬（placebo）の双方を服用すること。ただし，がんなどの致死性の高い疾患をターゲットとする薬剤では，placeboを設定しないこともあります。
- **無作為割付（Random Allocation）**：被験者を，治療群と対照群とにランダムに振り分けること。
- **二重盲検法（Double Blind Test）の採用**：医師と被験者の双方が，服用する薬剤の内容を知らされないこと。内服する薬剤の詳細を知ってしまうと，医師と被験者の双方に心理的なバイアスが生じることがあるため。
- **投与量の適切な設定**：薬剤の効果効能は，耐用量（tolerated dose）の範囲内において，用量依存的であることが期待されます。逆に，用量依存的でない効果効能は，薬剤自体のはたらきに由来しないとみなされます。したがって，治験においては，薬剤の投与量は，偽薬（placebo）を含む最低3段階以上に設定されるべきです。
- **適切な有意差検定**：有意差検定の方法にはさまざまありますが，母集団が正規分布に従うと仮定するパラメトリック検定（parametric study）と，一切の仮定を設けないノンパラメトリック検定（non-parametric study）とがあり，それぞれの中にも多種多様な検定法が存在します。母集団が小さい場合は，パラメトリック検定だと不確実な検定結果が導出されることがあります。

　さらに，中～後期の臨床試験の論文報告におけるResultsの読み方について述べましょう。
　たとえ十分な被験者数を確保し，適切な試験条件を設定したとしても，被験者一人ひとりの生活環境，食習慣，健康状態，ならびに遺伝子多型に由来する体質の差などが原因で，臨床試験におけるデータは大いにばらつくのが通常です。ヒトにおける薬剤の投与試験は，マウスやラットなどの動物試験と比較すると，遥かに効果効能を立証しにくいものです。このような背景の中で，薬効に関する臨床データは，統計的有意差（significant difference）がなければ認められないと心得るべきです。ほとんどの場合，$P<0.05$であることが有意差の条件とされます。
　薬剤の効果効能が，全体的なデータの適正な統計処理結果に基づいてのみ判断されるのに対し，副作用に関しては被験者毎の個別な情報を確認する必要があります。有害事象には，些末なものから重篤なもの，薬剤に由来しないものや薬剤投与依存的に増悪するもの等があります。細かく拾い読みたいところです。

4 薬剤の臨床試験の論文の実例

　さて，ここからは実際の論文を見ていきましょう．本項で取り上げる論文は，2009年に米国の大学の研究グループから発表されたリボヌクレオチド還元酵素阻害薬，Triapine®を用いた phase I study の報告です．このTriapine®を，進行固形腫瘍の患者に対し，古くから使われているアントラサイクリン系の抗腫瘍性抗生物質であるdoxorubicinと併用した際の臨床試験のデータが報告されています．Phase I study であるにも関わらず，**ターゲット疾患が悪性腫瘍であることから，健常男性ではなく実際の患者が治験に参加したため，広範なデータが収集されている**ので注目したい論文です．

Materials and Methodsの実例

　まずはMaterials and Methods（本論文ではPatients and Methodsと表現される）について，じっくり目を通すべき部分，あるいは読み飛ばしてもとりあえず差し支えのない部分などを記しながら，以下にご紹介します．

> **❶Patients and methods**
> ❷Eligible patients were over 18 years of age and had a histologically documented, advanced stage, primary or metastatic solid tumor, that was refractory to standard therapy or for which no curative standard therapy was available. ❸Other inclusion criteria included: Eastern Cooperative Oncology

❶ここには臨床試験に参加した**被験者の一般的な情報**が記されます．被験者の情報としては，性別（sex），年齢（age），疾病の状態，各種の一般的なパラメータ，群分けの方法（grouping）などが挙げられます．多くの第Ⅰ相試験では，少人数の健常男性が投与試験に参加します．しかし，被験薬が抗がん剤である場合，抗がん剤は毒性が強いのみならず，それ自身に発がん性がある可能性があることが少なくないことから，他に治療の手立てのない，重い病状の患者が用いられます．

❷この試験の被験者は，18歳以上の，組織学上立証された進行段階の原発性または転移性固形腫瘍の患者であり，標準的な治療では治療不可能またはいかなる標準的な治療法も適用できない患者です．

available. ❸Other inclusion criteria included: Eastern Cooperative Oncology Group performance status of 0-2; adequate bone marrow (WBC, ≥3,000/ml, absolute neutrophil count, ≥1,500/ml, platelet ≥100,000/ml); adequate hepatic function (total bilirubin within institutional normal limit and alanine aminotransferase, ≤2.5 x the institutional upper limit of normal); adequate renal function (creatinine ≤1.5 mg/dl or measured creatinine clearance, 60 ml/min/1.73m^2 for patients with creatinine levels about institutional normal); an LVEF >45%; and life expectancy greater than 12 weeks. ❹Exclusion criteria included the following: untreated brain metastasis; ≤4 weeks since prior chemotherapy or radiation therapy; prior treatment with an anthracycline; G6PD deficiency; major surgery within 4 weeks; active infection; and any serious concomitant conditions that would place the patient at excessive or unacceptable risk of toxicity. ❺All patients had to practice effective birth control and give written informed consent indicating that they wereaware of the investigational nature of the study. ❻Before entering the study, each patient gave written informed consent, according to institutional and federal guidelines. The protocol was approved by the Health Sciences Institutional Review Board at the University of Wisconsin-Madison.

❹ここには，**被験者の除外基準**が記されています。例えば，未処置の脳転移がある場合や，前回の化学療法ないしは放射線療法から4週間を経過しない場合，受容不能な毒性リスクに被験者をさらす可能性がある場合，等です。このように，抗がん剤の臨床試験においては，重い有害事象が発現されることを懸念して，様々な制限が加わることとなります。

❺ここは被験者に関する付加的な内容であり，治験中のバースコントロールのことなどが説明されています。

❻さらにインフォームド・コンセントに関する情報が記されています。試験前に，書面による適切なインフォームド・コンセントを実施したこと，また治験計画が，大学施設内の倫理委員会によって承認されたとあります。この辺りの内容は，実際の臨床試験の実施にあたっては極めて重要な項目ではあるものの，どのような臨床試験においても一般的なことであるため，論文内容の全容を把握する上では読み飛ばすことが可能でしょう。

❸**被験者のその他の選択基準**として，腫瘍のステージ，一般的な血中パラメータ，肝機能や腎機能が十分であることの他，余命の長さが12週以上であること，等の具体的な値が記されています。なお，投与量の単位「ml/min/m²」は，体表面積および時間あたりの薬液の定速注入量です。

❼Study design

❽This was a phase 1, dose-escalating trial designed to determine the safety and tolerability of Triapine® in combination with doxorubicin in advanced solid tumors. ❾Triapine® was administered as a 2 h infusion on days 1-4. Doxorubicin was administered as an IV bolus over 15 min on day 1, immediately following the end of the Triapine® infusion. Treatment was repeated every 21 days. The starting dose (level 1) was doxorubicin 60 mg/m² and Triapine® 25 mg/m². A maximum of ≤360 mg/m² total doxorubicin was allowed. ❿Adverse events were evaluated using the National Cancer Institue Common Toxicity Criteria, version 3.0 guidelines.

❼ここでは**臨床試験の計画内容**について述べられます。試験計画は，臨床試験の骨子とも言うべきものであるので，読み飛ばさずに丁寧に目を通したいところです。

❽この試験は第Ⅰ相試験で，doxorubicinとの併用時におけるTriapineの安全性や耐容量を見るのが目的です。

❾Triapineは1〜4日の間に2hrの定速静注で，一方のdoxorubicinはTriapineの投与直後に15minの瞬時注入で投与されました。

❿投与試験は21日を1クールとして反復せられ，レベル1での投与量はTriapineが25mg/m²，doxorubicinは 60mg/m²であり，後者は360mg/m²まで段階的に設定されました。有害な作用に関しては公的基準に準拠して判断された。このような**投与量および期間に関する情報**は，臨床試験の中でも最も重要なものの1つです。

⓫Drug administration

Triapine® was supplied by Vion Pharmaceuticals, Inc. (50 mg/vial; 5 mg/ml) and distributed by the Cancer Therapy Evaluation Program, the Division of Cancer Treatment and Diagnosis, National Cancer Institute. Triapine® was further diluted in D5W (final concentration between 0.01 and 2 mg/ml) in non-polyvinyl chloride (non-PVC) bags and administered as a 2 h infusion through non-PVC tubing. ⓬Acute reactions to Triapine®, occurring either during the infusion or soon after the infusion was completed, have been observed, primarily at doses, 140 mg/m^2 infused IV over 2-4 h. The reactions included hypoxia (with or without dyspnea and with or without associated cough) and hypotension. Patients were observed clinically for 3-4 h after each Triapine® infusion for hypoxia and hypotension during the first week of cycle 1. Vital signs and oxygen saturation by pulse oximetry were recorded prior to Triapine® infusion, every 30 min during infusion and every 60 min post-infusion for several hours.

> ⓫**投与試験における実地的情報**が記されています。いわば治験の現場とも言うべきものです。筆者の場合，最初に「ななめ読み」をする際であれば，この部分にはほとんど目を通さず，通読後に不明な点があった場合に振り返る程度です。

> ⓬被験薬剤であるTriapineの**投与液の調整法**や，**実際の投与法**について詳細に記された箇所です。Triapineは2〜4時間 かけて140mg/m^{2}をIV infusion，すなわち定速静脈内投与されたことがわかります。ちなみに，投与法を表す略語は数種類あり，覚えておくべきです。
> 　　PO（per os；oral；経口投与）
> 　　IV（intravenous；経静脈内投与）
> 　　SC（Subcutaneous；皮下投与）
> 　　ID（Intradermal；皮内投与）
> 　　IM（Intramuscular；筋肉内投与）
> また，本論文中には登場しませんが，1日あたりの投与回数を表す略語もあるので，押さえておきたいものです。
> 　　QD（quaque die；1日1回投与）
> 　　BID（bis in die；1日2回投与）
> 　　TID（ter in die；1日3回投与）
> 　　QID（quater in die；1日4回投与）

❸If the patient became symptomatic or developed hypoxia (oxygen saturation ≤92%) requiring oxygen, a methemoglobin level was obtained and was repeated prior to the next infusion (or, in the case of the last day's infusion, 24 h later) to determine whether a dose modification was indicated or whether the patient was removed from the study. Since pulse oximetry is not reliable in the presence of significant methemoglobinemia, isolated hypoxia was managed with supplemental oxygen, unless the patient was symptomatic. In cases where there was doubt, arterial blood gases were obtained. If oxygen saturation did not return to >92% with oxygen supplementation, Triapine® was discontinued and the patient was removed from the study. Likewise, Triapine® infusion was stopped if patients developed dyspnea at rest or hypotension (systolic blood pressure <85 mmHg). ❹If the toxicity did not resolve within 4h, patients were removed from the study. If the patient experienced symptoms of dyspnea, pulse oximetry was measured at regular intervals. If the patient experienced hypotension or bradycardia, an EKG was obtained. ❺Since EKG changes consisting of ST-T wave changes and

❸この辺りは，Triapine投与前後の被験者における，呼吸困難や血圧低下といった**急性毒性の観察方法**について詳細に記したものです。投与前から投与中，投与後60分まで，バイタルサインや酸素飽和度などが記録され，場合によってはその被験者を試験から外す際の指標とされました。

❹ここには，薬剤が有害事象を発揮した場合における，**被験者の棄却基準**が記されています。重篤な有害事象を示した被験者は，安全確保のために，当然試験から外されるべきですが，その際に試験実施者の作為が働かぬよう，あらかじめ棄却基準を設定しています。
臨床試験に関する論文の内容を大まかに把握する上では，このような微細な棄却基準を熟読する必要は必ずしもありません。筆者の場合，このような箇所は，いわゆる「ななめ読み」を行い，後にResultsを読んで不明な点があった場合にのみ，改めて確認するに留めています。

was obtained. ⓯Since EKG changes consisting of ST-T wave changes and mild prolongation of the QT interval have been observed immediately following treatment with Triapine®, changes such as ST-T wave changes and mild prolongation of the QT interval, unaccompanied by hypotension or dyspnea, were not indications to stop treatment.
（以降，薬剤投与に関する詳しい内容が述べられるが省略）

⓯薬剤投与後，循環器機能に異常が見られた際の対処方法や，それに伴う被験者の棄却基準について述べられています。被験者が呼吸困難の兆候を示した場合はパルスオキシメトリーを測定することや，被験者が低血圧または徐脈を示した場合は心電図を取るとされています。また，ST-T波の変化やQT延長（いずれも薬剤の有害事象として一般的なもの）における考え方等が記されています。

⓰Dose escalation

For dose escalation to occur, three assessable patients had to complete their first cycle without DLT. With each DLT, three additional assessable patients had to be accrued, and further escalation could occur if no more DLTs were observed. Hematologic DLT was defined, using the Common Toxicity Criteria, version 3.0, as grade 3 or 4 neutropenia lasting, 7 consecutive days, febrile neutropenia and grade 3 or 4 thrombocytopenia lasting, 7 consecutive days. … （以下略）

⓰ここでは，**薬剤の用量制限毒性（DLT：dose-limiting toxicity）** を調べるための，投与量の増量条件について述べられます。通常，被験者に最初に投与してみる量（これを初回投与量：Starting Doseという）を設定するのですが，この量は十分に安全な量を設定するため，通常は有効性の面ではほとんど期待できません。そこで一定のルールに従って，投与量を増量させていくことになります。

❼**Sample collection for pharmacokinetics**
❽**Triapine®**

Blood sample were collected after obtaining written informed consent. Patient blood samples were collected in heparin-containing tubes and centrifuged. Plasma samples were split into two cryovials and frozen at $-70℃$. Blood samples were collected on the following schedule during cycle 1/day 1: pre infusion, 1 h into the infusion, 1-2 min just before the end of the infusion, and at 10, 20, 30, 45 min and 1, 2, 4.5, 6, 8, 10 and 22 h after the end of the infusion.

❾**Doxorubicin**

Blood collection was performed pre infusion (1-2 min prior to the end of infusion for Triapine®) and at 30 min, 1, 2, 4.5, 6, 8, and 22 h after the end of the Triapine infusion.

> ❼**薬物動態研究のための検体採取**
> この項目では，臨床試験の中で薬剤の薬物動態学的性質を精査するために，どのような検体をどのように採取したか，更には採取検体の前処理方法や採取時間について述べられます。前処理方法では，採取した検体を安定に保管するための，遠心処理条件や保管温度等が記されます。採取時間については，投与直後を0時間目として複数ポイントが設定されます。

❽まずはTriapineに関する検体採取について述べられています。

❾次に，併用剤であるdoxorubicinの検体採取についても記されています。

⑳Pharmacokinetic analysis
Triapine®

HPLC with UV detection using a Spectra Physics P2000 HPLC system was used to analyze plasma and erythrocyte samples for Triapine® concentration by the method of Murren et al. [14]. Chromatographic separation was achieved using a Supelco Discovery C18 column (5 mM, 250 mm x 4.6 mm; Supelco, St. Louis, MO) with detection at 400 nm. …（以下略）

⑳ここでは，Triapineおよびdoxorubicin の基本特性の中でも，**薬物動態的な性質を精査する方法**について言及されます。例えば，検体中薬剤濃度の定量測定方法，解析方法，薬物動態パラメータの算出方法についてです。概ねこれらの手法は，よほど特殊な薬剤でないかぎり手法に大きな差はないため，筆者はじっくり読むことはありません。せいぜい算出される薬物動態パラメータの種類を軽くチェックする程度です。一方，論文中の薬剤を自身のラボで定量する必要が生じたとか，動物試験を実施予定である等の特段の事情の際は，逆にこの個所をこそ熟読します。

㉑Doxorubicin

Doxorubicin was analyzed as previously described [17] ㉒on a Thermoseparation SpectraSystem P4000 pump ㉓with an AS 3000 autosampler, and a Shimadzu RF-551 fluorescent detector, Ex = 550, Em = 470. ㉔Data was collected on a CR501 Chromatopac integrator, attenuation 3, with noise level set by

㉑ここからは，Doxorubicinの測定方法について詳細に述べられます。ヒトの臨床検体の分析方法は，データの信頼性保証の観点から，厳密に構築されます。論文中には以下のような情報が記載されます。

㉒分析機器名（HPLC，LC-MS/MSなど）

㉓分析機器の付属部品（分離カラム，相液ポンプ，バイアルなど）

㉔分析条件（HPLCの場合は移動相の溶媒の種類や流速，注入量など。また，検出器側の検出条件など）

integrator. ㉕Separations were achieved with an isocratic solvent system, at 1.0 ml/min and an Agilent Rx- C8 4.6 x 250 mm steel column with inline upchurch precolumn filter. Ten microliter of 1 mg/ml working stock daunorubicin (internal standard) were added to 300 ml of plasma sample. Samples were vortexed briefly, and 600 ml acetonitrile was added. Samples were centrifuged at 14,000 rpm for 10 min, and 700 ml of the resulting supernatant was removed. Supernatants were then concentrated under a stream of N_2 for 1.5-2 h, and the residue was reconstituted with 100 ml HPLC solvent (70% 10 mM sodium acetate/5% acetonitrile, pH 4.5). ㉖㉗ The standard curve was linear from 2.5 to 40 ng/ml, r^2 = 0.996, with an intraday variability of <3% for high standard (40 ng/ml), n = 3 and 13% for low standard (2.5 ng/ml), n = 3. Interday variability was 10.2% for the high standard, n = 5 and 10.6% for the low standard, n = 5 over 3.5 weeks. The limit of detection was 0.25 ng/ml, and the lower limit of quantitation was 1.0 ng/ml. Recovery was based on standard addition: 91.3% for high standard and 103.7% for low standard.

㉕検体処理条件（薬剤の抽出および濃縮方法，保管温度，内部標準物質の種類，遠心分離の条件など）

㉖定量感度の情報：定量限界濃度および最大定量可能濃度の具体値，および検量線の線形性について。

㉗測定の信頼性保証に関する情報：検量線のr^2値の許容基準，定量試験の再現性を担保する為の日内変動および日間変動の許容基準，保管条件中の薬剤安定性の情報，試験操作中および分析中の薬剤安定性の情報，検体サンプルからの回収率の情報，QCサンプル（Quality control sample: 検量線サンプルの中から低・中・高濃度のものと同程度の濃度で作成し，濃度の理論値と実測値との間に著明な剥離がないことを担保するために，実際の臨床検体と共に測定する）の情報，など。

> **㉘Statistical methods**
> The primary outcome measure of this study was assessment of toxicity. The number and severity of toxicity incidents determined the level of tolerance for Triapine® and doxorubicin in the treatment of advanced cancer. Hematologic toxicity measures were assessed using continuous variables as the outcome measures (primarily nadir and percent change from baseline values), as well as categorization via CTC standard toxicity grading. Non-hematologic toxicities were evaluated via the ordinal CTC standard toxicity grading only. Frequency distributions and other descriptive measures formed the basis of analysis of these variables. …（以下略）

> **㉘統計解析の方法**
> ここでは，薬剤の毒性・薬効・薬物動態的挙動などと言った大まかな評価項目における各種パラメータの計算方法や，統計処理方法が記されています。こういった計算は，臨床試験に特化した専用のソフトウェアで処理されることが多いです。

Resultsの実例

次に，Resultsの読み方の実例について触れましょう。

多くの場合，論文のauthorが最も強調したい試験データは，テーブル，グラフ，図などのかたちに加工され，一目瞭然に理解しやすいよう十二分の配慮がなされているのが常です。これは，何も薬剤の臨床試験の報告論文に限った話ではありません。したがって筆者の場合，Resultsに目を通す際は，論文の内容の如何に関わらず，**本文よりも先に図表に目を通す**ことにしています。図表を先に把握した場合，本文は図表を説明する部分が多いため，迅速に本文を把握することができるので一石二鳥です。

実例の紹介においても，本文を読むより前に，まずはテーブル等の図表を眺めてみましょう。

Table 1 Patient demographics（被験者集団）

被験者の情報です。患者数，男女比，performance status，固形腫瘍の発生場所や，治療歴が記載されます。

> **Table 2 Dose escalation schema and frequency of DLTs**（投与量増加スキームおよび投与量規制毒性の頻度）

投与量のレベル分け，共投与における各薬剤の投与量，投与量規制毒性試験の情報や所見がまとめられています。また注釈として，Materials and Methods でも記載のあった，投与方法についても説明されています。

> **Table 3 Drug-related adverse events, worst per course**（コース毎の重篤な薬剤関連有害事象）

各投与コース毎に観察された薬剤関連性の有害事象を網羅的に記載したものです。

> **Table 4 Pharmacokinetic parameters in plasma and erythrocytes in patients receiving Triapine® dosed at 25 mg/m^2 (n = 14) or 45 mg/m^2 (n = 6)**
> **Table 5 Pharmacokinetic parameters in plasma in subjects receiving doxorubicin dosed at 45 mg/m^2 (n = 4) or 60 mg/m^2 (n = 16)**

Table 4 はTriapineの，table 5 はdoxorubicinにおける各種薬物動態パラメータを示したテーブルです。

薬剤の効果に関してはTable 1〜5を通じてデータが見当たりませんが，本文中で述べられています。その際，抗がん剤の臨床試験に特有の，RECIST（レシスト）基準に基づいた評価が行われているので，その専門用語をあらかじめ下記に解説しておきましょう。

- **CR（complete response）**：完全奏効。すべての病変の100%縮小（消失）が4週間以上持続した場合を指す。
- **PR（partial response）**：部分奏効。病変の50%以上の縮小が4週間以上持続した場合を指す。
- **SD（stable disease）**：安定。病変の縮小率が30%未満または20%以内の増加で，新病変の出現のない状態が4週間以上持続した場合を指す。
- **PD（progressive disease）**：進行。最も縮小した時点から，25%以上の増大または，新病巣が出現した場合を指す。

Results

❶Patient characteristics

Twenty patients were enrolled onto this study between November 2004 and December 2006 and received a total of 49 courses of therapy. Pretreatment characteristics are outlined in Table 1. All 20 patients who entered the study completed the first cycle of therapy, and all patients were included in the safety analysis. The dose escalation schema together with the number of PK dosing days are listed in Table 2.

> ❶臨床試験に参加したがん患者に関する情報です。

❷Dose escalation and toxicity

All 20 patients were evaluable for toxicity. The dose escalation schedule is outlined in Table 2, and the most common toxicities are shown in Table 3. The starting dose (level 1) was doxorubicin 60 mg/m^2 and Triapine® 25 mg/m^2. …（以下略）

> ❷投与量の増加ならびに毒性
> この箇所では，臨床試験における投与量の増加に伴う各種の所見について述べられます。投与量依存的に増悪する有害事象は，薬剤自体に由来するものと位置づけられるので，薬剤のベネフィットにおける重大な情報です。

❸Safety

The main drug-related toxicity was myelosuppression, with 63.3% of courses having grade 3 or 4 neutropenia, 8.2% of courses having grade 3 or 4 anemia and 4.1% of courses having grade 3 or 4 thrombocytopenia (Table 3). The most common non-hematologic toxicities included mild-to-moderate fatigue and nausea and vomiting. Grade 3 diarrhea and grade 4 CVA that met criteria for DLT were observed at dose level 2a and necessitated a dose reduction to dose level 1a. …（以下略）

> ❸ここでは，臨床試験において明らかとなった薬剤の安全性について述べられます。特に，様々な投与条件における有害事象の観察結果について詳しく報告されます。

❹Efficacy

❺Although not a primary endpoint of this trial, patients underwent disease assessment prior to every even numbered cycle. While no objective antitumor responses were seen, one patient with metastatic melanoma enrolled at dose level 1 had stable SD through six cycles of treatment. Another patient with previously rapidly progressive metastatic melanoma enrolled at dose level 1 had SD for over six cycles of treatment. One patient with prostate cancer at dose level 1 also had SD, with a stable PSA, until maximal therapy was received at six cycles.

> ❹ここでは，薬剤の効果について述べられます。

> ❺この試験の主たるエンドポイント（評価指標）ではありませんが，すべての患者はいずれの投与サイクル前にも疾病評価を受けたとあります。ちなみに，抗ガン剤の第一相試験におけるエンドポイントとして，一般的に以下のような項目が挙げられます。
> ・至適用量または臨床上適切な用量の設定；最大耐量（MTD: Maximum Tolerated Dose）または最大許容量（MAD: Maximum Accepted Dose），および用量制限毒性（DLT: dose-limiting toxicity）の決定。
> ・薬物動態，および薬力学の評価
> ・抗腫瘍効果

❻Triapine® pharmacokinetics

Concentrations of Triapine® were measured in plasma and erythrocytes before dosing and at multiple times during cycle 1, day 1, as detail in "Patients and methods", in all patients who received Triapine® dosed at 25 mg/m^2 (n = 14) or 45 mg/m^2 (n = 6). The pharmacokinetic parameters are described in Table 4. The half-life of Triapine® was 5.3 ± 4.6 h and 4.2 ± 2.1 h in plasma and erythrocytes, respectively. The dose-adjusted AUC was 1.21 ± 0.43 mg x h/ml in plasma and 1.45 ± 0.67 mg x h/ml in erythrocytes, and the C_{max} was 0.65 ± 0.18 and 0.71 ± 0.18 mg/ml, respectively. ... （以下略）

> ❻Triapineの薬物動態的挙動について述べられています。

❼Doxorubicin pharmacokinetics

Plasma concentrations of doxorubicin were measured during cycle1, day 1 as described in "Patients and methods" in all patients who dosed doxorubicin at 45 mg/m^2 (n = 4) or 60 mg/m^2 (n = 16). The pharmacokinetic parameters are described in Table 5, and demonstrate a half-life of 10.14 ± 8.46 h. The dose adjusted AUC was 86 ± 51 (45 mg/m^2) and the C_{max} was 143 ± 97 ng/ml.

❼最後に,併用されたdoxorubicinの薬物動態パラメータについて紹介されます.

参考文献
1) 安生紗枝子,佐藤光利,渡辺宰男:新薬創製への招待―創薬から市販後臨床試験まで―.共立出版.
2) G.G.ギブソン・P.スケット(著),村田敏郎(監訳):新版 薬物代謝学.講談社サイエンティフィク.

(西村果倫)

6 Discussionの読み方

3つの心得
- Discussionでは他の研究との関連性に基づいて今回の研究の重要性が述べられます。
- Discussionでの論理の展開を理解しよう。
- 段落の構造を理解しながら，それぞれの主題を把握しよう。

1 Discussionとは？

　"Discussion"とは，討議・討論・審議・論述・考察・賞味・吟味・弁論・論考など，数多くの日本語訳が該当します。医学英語論文における"Discussion"は（科学的な）考察であり，"Results"（結果）の次で，"Conclusions"（結論）の前に書かれます。つまり，考察として明確に書かれている必要があります。

　具体的には，**他の研究との関連性を述べながら，今回の研究の解釈を示し，同時にその重要性を述べる**箇所です。論文の他の部分同様に，論理性を問われる箇所であるため，執筆する場合は，英語のネイティブスピーカーに正しい英語であるかどうかの校正をお願いできればベストです。イギリス英語とアメリカ英語，それぞれのスペルには気を配るべきです。本章末尾のコラムを参考にしてください。おそらく原稿の段階から冠詞の用法に苦労されることでしょう。

　では実際の論文を例に検証してみましょう。基本的には段落毎に，必要とあらば，一文毎に確認しましょう。辞書を手元にじっくりと取り組んでください。

2 Discussionのサンプル

Effect of Bar-Code Technology on the Safety of Medication Administration.
Poon EG, Keohane CA, Yoon CS, Ditmore M, Bane A, Levtzion-Korach O, Moniz T, Rothschild JM, Kachalia AB, Hayes J, Churchill WW, Lipsitz S, Whittemore AD, Bates DW, Gandhi TK.
Division of General Medicine Primary Care, Brigham and Women's Hospital.
N Engl J Med. 2010 May 6;362(18):1698-707.

「投薬の安全性におけるバーコード技術の効果」
　バーコードが社会にひろまってから久しいため，バーコードシステムと考えれば判りやすいかもしれません。バーコードを使用したelectronic Medication-Administration System（eMAR）を導入することにより投薬ミスを減少することが可能となったという内容です。下記での"nontiming"とは投与タイミング以外のミスを意味します。

Discussion

　The implementation of bar-code medication-verification technology embedded in an eMAR was associated with a 41% reduction in nontiming administration errors and a 51% reduction in potential adverse drug events from these errors. ❶Errors in the timing of medication administration fell by 27%, although we did not see any significant change in associated potential adverse drug events. Transcription errors and associated potential adverse drug events were essentially eliminated. **Because** the study hospital administers approximately 5.9 million doses of medications per year, use of the bar-code eMAR is expected to prevent approximately 95,000 potential adverse drug events at the point of medication administration every year in this hospital. The technology is also expected to reduce the number of late or early administrations by about 270,000 per year. Given that the electronic order-entry system at the study hospital processed about 1.69 million medication orders during the study year, the eMAR system is also expected to prevent approximately 50,000 potential adverse drug events related to transcription errors.

❶上記では有意差が認められないことが述べられています。

Although pharmacists and nurses often intercept errors during the medication-ordering stage, errors made during the administration stage and, to a lesser extent, during the medication-transcription stage often go undetected. ❷This finding highlights the need for highly reliable strategies such as bar-code technology to act as an additional safety net in medication administration. The close integration of the order-entry, pharmacy, and medication-administration systems ensures that nurses administer medications only after pharmacists have clinically reviewed the medication orders (except for medications used in emergencies), allowing patients to benefit more fully from pharmacists' clinical knowledge. Preventing transcription errors is also important, especially since each erroneous transcription can lead to repeated erroneous administrations. Given the high number of doses administered and orders transcribed in any acute care hospital, implementation of the bar-code eMAR could substantially improve medication safety.

❷上記においてバーコード技術が安全網となることが記述されています。

❸The effect of the bar-code eMAR in our study was similar to the effect of the early implementation of computerized physician-order entry, which reduced serious medication errors at the ordering stage by 55%. Decision support embedded within computerized physician-order entry systems is more likely to prevent errors that result from bad judgment, insufficient knowledge, or incomplete clinical information when choosing a therapeutic plan; **in contrast**, the bar-code eMAR system is more likely to prevent errors associated with memory lapses or mental slips in executing a therapeutic plan. **As such**, the two technologies would probably play complementary roles in improving medication safety in acute care hospitals. ❹Further research is needed to determine the relative values of computerized physician-order entry and the bar-code eMAR system when resources do not permit a particular hospital to implement the two technologies simultaneously. The proportion of serious medication errors committed and the magnitude of the reduction in serious errors by health information technology at the four stages of the inpatient medication process may inform that line of research.

❸過去に導入されたシステムについて言及し，今回のシステムとの比較対照が記述されています。

❹今後の調査研究の必要性も述べられています。

Our study suggests that the prevention of many of the potential adverse drug events could be attributed to the reduction in documentation errors. This finding may lead some to conclude that the eMAR component of the bar-code eMAR may have greater effect than the medication-verification component. **However**, our experience in studying the workflow of the medication-administration process suggests that the medication-verification component greatly facilitates the documentation process for nurses and may be an important factor for its acceptance. Previous research in human-factors engineering also suggests that new errors may be introduced if busy clinicians are asked to select medications from a list of multiple medications due to be administered and then to document the administration times using a keyboard and a mouse. **In addition**, by the time we conducted the current study, our study hospital had already implemented bar-code verification in the pharmacy, resulting in significantly fewer wrong medications found in the areas where medications are stored. Our results likely represent a lower boundary with respect to the effect of the medication-verification step. Further study may be necessary to address the relative importance of the two main components of the bar-code eMAR.

❺**Although** the rate of medication-administration errors fell substantially, not all errors were eliminated. There are two possible reasons for this. **First**, patient-safety technology is effective only if it is used as intended. Even though the study hospital expended substantial resources in the training of end users, 20% of the drugs administered on units with the bar-code eMAR technology were given without the bar-code scanning step during the study period; this rate of noncompliance might be due in part to the learning curve in the early stages of implementation. **Second**, the study hospital used an early version of the software; several important improvements have been incorporated since this study was carried out, including improved functionality for intravenous medication administration, sliding-scale dosing, fractional dosing, and nonstandard scheduling of doses. ❻These issues illustrate that the deployment of health information technology should be thought of not as a single event in time but rather as an iterative process that requires modifications and improvements.

❺すべてのミスを防ぎ切れないことに触れています。

❻"illustrate" は「例証する」の意。

❼This study has several limitations. **First**, the results reflect the experience of one hospital that already has fully implemented computerized physician-order entry for physicians and bar-code verification for pharmacy staff. Hospitals that choose to implement the bar-code eMAR technology without computerized physician-order entry, pharmacy bar-code verification, or both may find that it has a different effect on administration errors. **For example**, hospitals without computerized physician-order entry will probably not eliminate transcription errors. **Second**, the study examined potential adverse drug events, not actual adverse drug events. **Although** an earlier study estimated that one actual adverse drug event occurs for every seven potential events, further research will be needed to determine the true effect of the bar-code eMAR on adverse drug events. **Third**, the study hospital designed the application in close collaboration with users and clinical leaders who were willing to support a substantial change in workflow to improve the overall medication process. **In addition**, extensive resources were expended to support the rollout, including adequate training, onsite support, adequate hardware, and a responsive software-development team. Organizations interested in implementing the bar-code eMAR should consider these factors in order to maximize their investment in this patient-safety technology, and future studies should evaluate vendor solutions implemented in the community setting. **Fourth**, the nurses observed in this study might have performed better because they were being watched (a phenomenon known as the Hawthorne effect); **however**, this effect probably applied equally to observations made or units with and without bar-code eMAR technology. Previous studies have also suggested that the Hawthorne effect is minimal after the subject is initially exposed to the observer. **Fifth**, even though observations were made simultaneously on the units with the bar-code eMAR and on those without it for part of the study period, the staggered rollout schedule meant that more observations were made on units without the bar-code eMAR during the early part of the study period. ❽Our findings might therefore have been subject to a secular effect, although it is unlikely that this effect would have been substantial over a period of 9 months.

❼今回の研究調査の実施に関しての制限に関して述べられています。

❽9ヵ月間のオーダー転記ミスと投薬ミスの発生に関して，本システム導入前後の調査です。

> Taken together, our findings show that the bar-code eMAR technology improves medication safety by reducing administration and transcription errors, providing support for the inclusion of this technology as a 2013 criterion for achieving meaningful use under the American Recovery and Reinvestment Act. Given challenges in implementing this technology, however, further research should focus on identifying factors that will lead to its optimal implementation.

Discussionでの論理展開

　上記のDiscussionにおいて，注目していただきたいのは下線部です。言い換えれば，もし上記の下線部がなくても，読者の皆さんは下線なり，丸を付ける，ラインマーカー（英語ではハイライター）なりで「しるし」をつけて読まれていたのでしょうか。とても基本的なことですが，日本語論文においてもやはり**接続詞や接続語にマークをつけて読む**べきなのです。何も手に持つことなく眺めているかのごとくに読まれている方々も散見されますが，時間的制約の中で読むわけですから，すべてを日本語訳にする時間は当然無いに等しく，その場合は読みながら，今読み終わった箇所の情報を頭に保持したまま読み続けなくてはなりません。**その際に大切なことは，論理展開に気がつくことなのです**。初めから最後まで一貫性のある川の流れの中で，杭を打つような気持ちで「しるし」を付けるべきなのです。とてつもなく長いDiscussionになれば，それはなおさらのことになります。

英文でのparagraphについて

　医学において使用される用語は，一般的な英語で使用されるそれとはかなり異なりますが，一貫した論理性は両者ともに共通したものです。ここでは段落（paragraph）に関して説明しましょう。日本語には本来段落は存在しなかったと聞いたことがありますが，英語における**段落は，書く人が伝えたい内容・情報に基づいて，複数の文を論理的に展開したもの**です。必ず**主題文（topic sentence）**が存在し（これは表題からも推測できます），そしてその主題文を支持する文が続き，さらにそれを詳細に掘り下げる文章構造になっています。

　左頁に示した例は，13文から構成されるとても長い段落ですが，主題文でいうseveral limitationsをFirstからFifthまで順を追って挙げ，かつFor exampleやAlthough, In addition, howeverなど多彩な接続語を使って明快にまとめてあることがわかります。段落の構造を簡単にまとめると，以下のような流れになります。

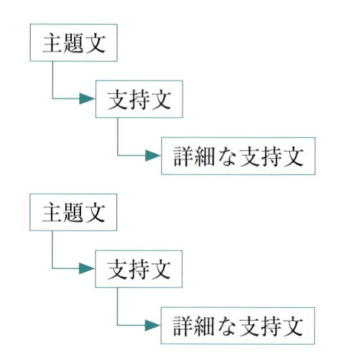

```
主題文
  └→ 支持文
        └→ 詳細な支持文
主題文
  └→ 支持文
        └→ 詳細な支持文
```

　上記のような繰り返しの構造を念頭に入れながら，分析的に読むことをお奨めします。加えて，**各段落にはその中で最も伝えたい内容が存在し，それは概して主題文にあります**。段落の最初付近にあることが多々あります。言い換えれば，その段落のエッセンスがそれです。伝えたい内容を濃縮した一文を逆に展開することにより，論理的な一貫性が生まれます。**まずtopic sentenceありきなのです**。この点は日本語の展開とは性格が異なります。

　この章では1つの例示のみでしたが，結局のところ，数多くのDiscussionを上記の構造を念頭に分析しながら読むことを強くお奨めします。

（安藤千春）

Column: イギリス英語とアメリカ英語

　現在の日本での英語教育はアメリカ英語が主体で，イギリス英語に触れる機会は多くありませんが，英国で発行されている学術誌（The LancetやBritish Medical Journalなど）は当然ながらイギリス英語を採用しています。イギリス英語とアメリカ英語は，発音やアクセントが異なっていたり，同じことばなのに意味が違ったり（subwayは米：地下鉄，英：地下道／undergroundは米：地下道，英：地下鉄），あるいは用語そのものが違っていたり（米：elevatorと英：lift）と，さまざまな違いがありますが，論文を読む上で最も目につくのは，専門用語のスペルの違いでしょう。見慣れていないと戸惑うこともありますので，以下に代表的なものをご紹介します。

1. e → ae

病因	【米】etiology	【英】aetiology
貧血	【米】anemia	【英】anaemia
麻酔	【米】anesthesia	【英】anaesthesia
ヘモグロビン	【米】hemoglobin	【英】haemoglobin

2. e → oe

浮腫	【米】edema	【英】oedema
食道	【米】esophagus	【英】oesophagus
エストロゲン	【米】estrogen	【英】oestrogen
胎児	【米】fetus	【英】foetus
下痢	【米】diarrhea	【英】diarrhoea
呼吸困難	【米】dyspnea	【英】dyspnoea
手技	【米】maneuver	【英】manoeuvre

3. -er → -re

手技	【米】maneuver	【英】manoeuvre
甲状腺腫	【米】goiter	【英】goitre
リットル	【米】liter	【英】litre
メートル	【米】meter	【英】metre

4. -ze → -se（名詞は -zation → -sation）

受精（授精）する	【米】fertilize	【英】fertilise
入院する	【米】hospitalize	【英】hospitalise

5. その他

イオウ	【米】sulfur	【英】sulphur

7 References, Acknowledgementの読み方

3つの心得
- Referencesは単なる参考文献の羅列ではなく，後進の研究者にとっての遺産ともいうべき個所。じっくりと時間をかけて精査しよう。
- Referenceから著者の実力を計ることもできる。
- Acknowledgementは，研究を報告するまでに協力した人々への「謝辞」。

1 Referencesとは？

　医学英語論文におけるReferencesには多様性があります。したがって，雑誌ごとに特徴を垣間見ることができます。"reference"には，言及・論及・事柄・引用・照会・参考・出典・典拠・参考事項・身元保証人・推薦状・指示・基準・関係・表示などさまざまな意味がありますが，学術論文においてはreferenceは参考文献として捉えれば問題はありません。

　日常的に医学英語論文を読まれている読者にとってはReferencesは馴染みのある箇所です。悪く言えば，単なる参考文献の羅列であり，さらに悪く言えば，大御所の文献を掲載しておけば文句は言われない個所です。そのため，本文のページ数以上に参考文献のページがある論文も存在します。しかも，英語のネイティブスピーカーによる英語の校正においても，この個所は料金の関係から校正を依頼しない箇所です。本当にそれで良いのかどうか疑問もあります。

　と言うのも，**何らかの実験や調査をするにあたり，当然のことながら，過去の論文を調査することに本来はなるべきです**。しかしながら，過去の既に論文になっているデータをあまり検索することなく，自身の研究調査を始めてしまうことは，あり得ることです。言ってみれば見切り発車的に調査研究を開始する場合もあるはずです。こうして考えてみると，時系列的にはreferenceの箇所が論文の先頭にあるべきかと思われる読者もいることでしょう。しかし，長年の慣習により，論文全体の中においては，現在の箇所に落ち着いています。では，まず以下の例をご覧下さい。偉大な雑誌を参考にされていることが判り，同時に過去のデータを考慮していることが判ります。

2 Referencesのサンプル

Association between admission supine systolic blood pressure and 1-year mortality in patients admitted to the intensive care unit for acute chest pain.
Stenestrand U, Wijkman M, Fredrikson M, Nystrom FH.
Department of Medical and Health Sciences, Linköping University.
JAMA. 2010 Mar 24;303(12):1167-72.

REFERENCES
1. Lopez AD, Mathers CD, Ezzati M, Jamison DT, Murray CJ. Global and regional burden of disease and risk factors, 2001: systematic analysis of population health data. Lancet. 2006; 367 (9524):1747-1757.
2. Staessen JA, Wang J, Bianchi G, Birkenhager WH. Essential hypertension. Lancet. 2003; 361 (9369): 1629-1641.
3. Yusuf S, Hawken S, Ounpuu S; et al, INTERHEART Study Investigators. Effect of potentially modifiable risk factors associated with myocardial infarction in 52 countries (the INTERHEART study): case-control study. Lancet. 2004; 364 (9438): 937-952.
4. Mundal R, Kjeldsen SE, Sandvik L, Erikssen G, Thaulow E, Erikssen J. Exercise blood pressure predicts mortality from myocardial infarction. Hypertension. 1996; 27 (3 pt 1): 324-329.
5. Folkow B. Physiological aspects of primary hypertension. Physiol Rev. 1982; 62 (2):347-504.
6. Boggia J, Li Y, Thijs L; et al, International Database on Ambulatory Blood Pressure Monitoring in Relation to Cardiovascular Outcomes (IDACO) Investigators. Prognostic accuracy of day versus night ambulatory blood pressure: a cohort study. Lancet. 2007; 370 (9594): 1219-1229.
7. Gheorghiade M, Abraham WT, Albert NM; et al, OPTIMIZE-HF Investigators and Coordinators. Systolic blood pressure at admission, clinical characteristics, and outcomes in patients hospitalized with acute heart failure. JAMA. 2006; 296 (18): 2217-2226.
8. Franklin SS, Larson MG, Khan SA; et al. Does the relation of blood pressure to coronary heart disease risk change with aging? the Framingham Heart Study. Circulation. 2001; 103 (9): 1245-1249.
9. Messerli FH, Mancia G, Conti CR; et al. Dogma disputed: can aggressively lowering blood pressure in hypertensive patients with coronary artery disease be dangerous? Ann Intern Med. 2006; 144 (12): 884-893.

10. Franklin SS, Gustin WT IV, Wong ND; et al. Hemodynamic patterns of age-related changes in blood pressure: the Framingham Heart Study. Circulation. 1997; 96 (1): 308-315.
11. Stenestrand U, Lindback J, Wallentin L, RIKS-HIA Registry. Long-term outcome of primary percutaneous coronary intervention vs prehospital and in-hospital thrombolysis for patients with ST-elevation myocardial infarction. JAMA. 2006; 296 (14): 1749-1756.
12. Lagerqvist B, James SK, Stenestrand U, Lindback J, Nilsson T, Wallentin L, SCAAR Study Group. Long-term outcomes with drug-eluting stents versus bare-metal stents in Sweden. N Engl J Med. 2007; 356 (10): 1009-1019.
13. Tabrizi F, Englund A, Rosenqvist M, Wallentin L, Stenestrand U. Influence of left bundle branch block on long-term mortality in a population with heart failure. Eur Heart J. 2007; 28 (20): 2449-2455.
14. Royston P, Altman DG. Regression using fractional polynomials of continuous covariates: parsimonious parametric modeling. Appl Stat. 1994; 43: 429-467.
15. Eagle KA, Lim MJ, Dabbous OH; et al, GRACE Investigators. A validated prediction model for all forms of acute coronary syndrome: estimating the risk of 6-month postdischarge death in an international registry. JAMA. 2004; 291 (22): 2727-2733.
16. Amar J, Chamontin B, Ferrieres J; et al. Hypertension control at hospital discharge after acute coronary event: influence on cardiovascular prognosis: the PREVENIR study. Heart. 2002; 88 (6): 587-591.

　この箇所とは，**論文執筆者が自分の研究調査をする際に必須のものであり，加えて，後進の研究者に対する遺産的な箇所です**。ですから本来は**じっくりと時間を要して読むべき箇所**なのです。また裏を返せば，Referenceを見ることによって，著者が研究テーマについてどれくらいの文献を読んでいるかを伺い知ることができます。さらに言えば，**著者の実力を計ることさえできるかもしれません**。

3 Acknowledgementとは？

　"acknowledgement" には，自認・自白・承認・認定・公認・認知・受取通知書・礼状・感謝・お礼・謝辞などさまざまな意味がありますが，論文においては「謝辞」です。論文の著者が，協力者に対してお礼を述べる個所で，たいていはReferencesの前後に置かれます。最近では，Authorship（論文の著者としての資格）の審査が厳しくなっており，Authorに該当しない人についてはAcknowledgementで言及するよ

うになってきています。

　では補足事項として，**Conflict of Interest**に関してご説明しましょう。「利益の衝突」や「利益相反」と訳されています。医療従事者は患者の利益を考慮する義務があります。Acknowledgementにおいて，Conflict of Interestの記載を求めている雑誌もあります。つまり，研究が行われた背景（私企業からの資金援助等）を知ることができます。

　医学研究者としても，被験者の権利や利益，さらに社会状況を考慮して研究する義務があります。しかしながら，病院・他の研究機関・製薬会社などに対して持つ利害関係により，上記の義務を果たせない可能性が出てくることが予想されます。これが「利益の衝突」や「利益相反」です。時として，Conflicts of Interestのようにconflictを複数形にしたり，Financial Conflict(s) of Interest「金銭的な利益相反」と言う事もあります。日常診療において，医師が患者にとって必要な治療を施す義務と必要以上の治療を施すことによって得られる医師の金銭的利益との対立関係がまさにこれです。極端な場合，臨床実習中の医学部学生が主任教授主催の研究会に出席し，そこで製薬会社の影響を受けることも将来の「利益相反」の火種をつくることになりかねませんが。

〈安藤千春〉

すぐに役立つ！
医学英語論文読み方のコツ
2010年11月20日　第1版第1刷発行

- 編　集　大井静雄　おおいしずお
- 発行者　浅原実郎
- 発行所　株式会社メジカルビュー社
  〒162-0845　東京都新宿区市谷本村町2-30
  電話　03(5228)2050(代表)
  ホームページ http://www.medicalview.co.jp/

  営業部　FAX 03(5228)2059
  　　　　E-mail　eigyo@medicalview.co.jp

  編集部　FAX 03(5228)2062
  　　　　E-mail　ed@medicalview.co.jp

- 印刷所　三美印刷株式会社

ISBN 978-4-7583-0427-6　C3047

©MEDICAL VIEW, 2010. Printed in Japan

- 本書に掲載された著作物の複写・複製・転載・翻訳・データベースへの取り込みおよび送信(送信可能化権を含む)・上映・譲渡に関する許諾権は，(株)メジカルビュー社が保有しています．
- JCOPY〈(社)出版者著作権管理機構 委託出版物〉
  本書の無断複写は著作権法上での例外を除き禁じられています．複写される場合は，そのつど事前に，(社)出版者著作権管理機構(電話 03-3513-6969，FAX 03-3513-6979，e-mail：info@jcopy.or.jp)の許諾を得てください．